骨病养护系列

拒绝颈椎病

安军明　主编

陕西新华出版

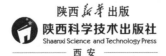

陕西科学技术出版社
Shaanxi Science and Technology Press
———— 西安 ————

图书在版编目（CIP）数据

拒绝颈椎病／安军明主编 . -- 西安：陕西科学技
术出版社，2025.3. --（骨病养护系列）. -- ISBN
978 - 7 - 5369 - 9068 - 5

Ⅰ. R681.5

中国国家版本馆 CIP 数据核字第 2024VE3506 号

拒绝颈椎病

JUJUE JINGZHUIBING

安军明　主编

责任编辑	潘晓洁　闫彦敬
封面设计	曾　珂

出 版 者	陕西科学技术出版社
	西安市曲江新区登高路 1388 号陕西新华出版传媒产业大厦 B 座
	电话（029）81205187　传真（029）81205155　邮编 710061
	http：//www.snstp.com
发 行 者	陕西科学技术出版社
	电话(029)81205180　81205178
印　　刷	西安五星印刷有限公司
规　　格	710mm×1000mm　　16 开本
印　　张	6.75
字　　数	97 千字
版　　次	2025 年 3 月第 1 版
	2025 年 3 月第 1 次印刷
书　　号	ISBN 978 - 7 - 5369 - 9068 - 5
定　　价	38.00 元

《拒绝颈椎病》编委会

主　编　安军明

副主编　黄　田　姜传捷　安　琪

编　者　张　婷　王　璞　杨晓波　张　鼎
　　　　岳　瑜　杨鹏程　关　茹

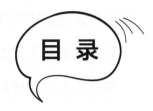

目 录

第一章　认识颈椎病

第二章　颈椎病的临床表现

第三章　颈椎病的西医治疗

第四章 颈椎病的中医治疗

第五章　颈椎病的日常保健

第一章
认识颈椎病

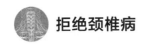

1 养护好生命的咽喉要道——颈椎

"颈椎体积这么小，对身体的影响肯定也不大。"大多数人是这样认识颈椎的，因此日常并没有把颈椎养护放在心上，也往往是等颈椎出现了明显的不适症状，甚至严重影响工作、生活时，才会寻求医生诊疗。那么，颈椎到底在哪个部位，又有什么作用呢？

脖子是大脑所需营养的输送管道、呼吸的通道、大脑发出各种指令的必经之路、享用各种美食的运输线、说话和唱歌的发生器，而这些生命功能运作的基础和支撑，是7块小骨头和5节颈椎间盘。如果没有它们日夜的忠实守护，一切都是枉然。所以说，颈椎是生命的咽喉要道！

颈椎由7块椎体组成，整体略向前凸。这种特殊的生理曲度与婴儿时期的抬头动作息息相关，对支持头的抬起、承受颅骨至关重要。长时间低头会使颈椎前凸消失，甚至出现后凸，颈后肌肉持续处于紧张状态，就可能导致颈肩部酸胀不适。这也是越来越多"低头族"出现颈肩部不适的主要原因之一。

颈椎是脊柱中最灵活的部分，可以完成前屈、后伸、左右侧屈及旋转动作，尤其是颈椎的旋转功能可使头颅灵活活动，同时保证我们有足够的视野，并能在遭遇突发情况(如紧急刹车、躲避重物)时帮助我们躲避伤害。

身处"咽喉要道"的颈椎的位置十分特殊，它周围有许多重要的脏器：颈椎前方有食管、气管、甲状腺、甲状旁腺等；两侧的大血管有颈动脉、颈静脉、甲状腺上动脉、甲状腺下动脉，还有经过颈椎横突孔直达颅底的椎动脉等；周围主要的神经有控制声带活动、调节声音大小的喉上神经、喉返神经及交感神经节。正是由于颈椎的特殊位置及其周围存在重要解剖结构，故颈椎手术具有一定的风险性。但随着人们对颈椎解剖结构的深入研究以及手术技巧的不断提高，颈椎手术的风险大大降低，目前已经成为脊柱外科常规手术之一。

综上所述，身处"咽喉要道"的颈椎在人体中具有不可比拟的重要性，保护好颈椎意义重大。

当颈肩部出现酸胀、疼痛等不适，甚至疼痛向上肢蔓延或双手有麻木感等症状时，应该高度警惕：这是颈椎发出的求救信号，必要时需去医院进行专业检查。

2 颈椎的主要构造有哪些？

我们常常说颈椎，但很少去探究其构造。"颈椎是脖子后面的那一段骨头吗？它的构成是怎样的？它真的有那么重要吗？"这些是医生经常会遇到的提问。面对患者，医生需要先向患者介绍颈椎结构，再说明如何治疗颈椎病。那颈椎到底是由什么组成的呢？

颈椎有 7 位主要成员，分别是寰椎（第 1 颈椎）、枢椎（第 2 颈椎）、第 3~6 颈椎及隆椎（第 7 颈椎）。颈椎靠椎间盘与韧带相互连接起来，其中主要的韧带组织包括横韧带、翼状韧带、前纵韧带、后纵韧带、棘间韧带及棘上韧带等。颈椎上连颅骨，下接第 1 胸椎，周围有颈部肌肉、血管、神经和皮肤等组织包绕。

总之，颈椎是一个拥有 7 位主要成员的大家族，其中的每一位主要成员都发挥着不可替代的作用。

3 衡量颈椎是否健康的重要因素是什么？

门诊中，经常有患者因为颈肩部不适就诊，在进行颈椎 X 线检查后，大都会问医生自己的颈椎好不好。其实，考察颈椎好不好，首先应该看颈椎的生理曲度是不是良好！什么是颈椎的生理曲度，为什么说颈椎的生理曲度是考察颈椎健康的重要因素呢？

正常脊柱各段因人体生理需要，从侧面观察均具有一定的弯曲弧度，称为生理曲度。人体端坐或站立时，从侧方看颈部似乎是直的，但包绕于内的颈椎并不是直的，而是在其中段有一向前凸出的弧度。这一向前的弧形凸起，在医学上称为颈椎的生理曲度（在 X 线片上，沿此曲度走行，在各个颈椎椎体后缘形成的连续、光滑的弧形曲线）。专业的测量方法可能需要医生指导，但总的原则是颈椎基本的生理曲度是向前凸的，笔直的或后凸的颈椎都是不健康的。

颈椎曲度的形成是由于颈4至颈5椎间盘前厚后薄，这种结构可增加颈椎的弹性，起到一定的缓冲振荡的作用，防止大脑受损，同时也是颈部脊髓、神经、血管等重要组织正常生理的需要。

正常情况下，人的颈椎呈现一定的弧度，具体表现为向前凸起，但是由于一些不良外因的作用，很容易导致颈椎生理曲度变直。这些不良外因主要有急性颈部扭伤、不良生活习惯，以及工作姿势、颈肩部肌纤维组织炎等。很多人是由于肌肉疼痛、痉挛，牵拉到骨骼，致使颈椎曲度变直，因此，日常生活中要注意避免外伤等因素。由于长期坐姿不良、着凉等原因可引起颈肩部肌纤维组织炎，使肌肉由于疼痛而痉挛；关节囊、韧带及小关节炎症引起的疼痛症状，也可反射性地使有关颈部肌肉痉挛，以保护受累关节，故颈部肌肉的痉挛可致颈椎生理曲度变直；在神经根型颈椎病急性期，由于受累的小关节呈急性炎症，关节骨膜及关节囊肿胀，邻近的神经根受激惹，患者多有颈肩部肌紧张，活动明显受限，可引起颈椎生理曲度变直；颈椎的病变，如颈椎的肿瘤、结核、化脓性感染等均可引起颈部疼痛、肌肉痉挛、颈椎活动受限及生理曲度变直。这些都是容易诱发颈椎生理曲度变直的原因，需要在日常生活中尽力去避免。

4 什么是颈椎间盘？

"椎间盘突出"这个疾病相信大家都很熟悉，尤其是腰椎间盘突出。一些椎间盘突出患者甚至出现头晕头痛、四肢麻木、活动受限、大小便失禁等，给工作和日常生活带来很大的影响。有些人会有疑问："既然椎间盘突出这么痛苦，要它有什么作用啊？不能把它去除吗？"

颈椎间盘是位于颈椎两椎体之间，由软骨板、纤维环、髓核组成的一个密封体。颈椎间盘的主要功能：①椎间盘连接上下2个椎体，并使椎体间有一定的活动度。②椎间盘是脊柱吸收震荡的主要结构，起着弹性垫的作用。由高处坠落或肩、背、腰部突然受力时，椎间盘通过力的传导与自身变形可缓冲压力，起到保护脊髓及机体重要器官的作用。③椎间盘可以维持脊柱的生理曲度，不同部位的椎间盘厚度不一，腰椎间盘的前方厚、后方薄，胸椎则前方薄、后方厚，使脊柱出现腰椎向前凸、胸椎向后凸的生理曲线。④椎间盘可以使椎体表面承受相同的力，当椎体间有一定的倾斜度时，通过髓核半液态的成分分解压力，使整个椎间盘承受相同的压力。⑤由于弹性结构特别是髓核具有一定的可塑性，在压力作用下可发生形变，使加于其上的力可以平均地向纤维环及软骨板的各个方向传递。⑥椎间盘可以维持侧方关节突一定的距离与高度，保持椎间孔的大小，使神经根有足够的空间通过椎间孔，保持脊柱的高度，维持身高。随着椎体的发育，椎间盘增高，因此增加了脊柱的高度。

颈椎病的一个重要的病理特点就是颈椎间盘突出，是较为常见的颈椎病的影像学表现之一。主要是因为颈椎间盘的退行性变化、外伤和劳损等，致使作为椎间盘主要支架的纤维环变得薄弱，甚至破裂，向后方的椎管内突出或破裂，髓核脱出，导致脊神经根、脊髓等遭受刺激或压迫，产生神经支配区域疼痛、麻木或步态不稳等脊髓压迫症状。

综上所述，椎间盘是脊柱椎体与椎体相互连接的重要结构，其对脊柱的运动、维持脊柱的稳定性及生理曲度起到了至关重要的作用，退变及损伤的椎间盘也是一些脊柱疾病的发病基础，故椎间盘就像是一把"双刃剑"存在于脊柱之中。

5 什么是颈椎病?

经常有患者来到诊室，询问医生："大夫，我最近加班多，总感觉脖子僵硬、头晕，是不是患了颈椎病?""抬头有电脑，低头有手机，才是颈椎病专业户，我平时并没有这些习惯，也经常活动脖子，怎么就得了颈椎病?"那什么才是颈椎病? 它又有哪些症状呢?

颈椎病又称颈椎综合征，是颈椎骨关节炎、增生性颈椎炎、颈神经根综合征、颈椎间盘突出症的总称，是一种以退行性病理改变为基础的疾病。主要是由于颈椎长期劳损、骨质增生，或椎间盘突出、韧带增厚，致使颈椎脊髓、神经根或椎动脉受压，出现一系列功能障碍的临床综合征。表现为椎节失稳、松动，髓核突出或脱出，骨刺形成，韧带肥厚和继发的椎管狭窄等，刺激或压迫了邻近的神经根、脊髓、椎动脉及颈部交感神经等组织，引起一系列症状和体征。

颈椎病的临床症状较为复杂，主要有颈背疼痛、上肢无力、手指发麻、下肢乏力、行走困难、头晕、恶心、呕吐，甚至视物模糊、心动过速及吞咽困难等。颈椎病的临床症状与病变部位、组织受累程度及个体差异有一定关系，但是某些症状往往相伴出现，因此有一定规律可循。

颈椎病的分型是随着学科的发展不断发展的。目前结合患者主要症状及病变的病理生理及解剖特点，将颈椎病分为 7 型，分别是颈型颈椎病、神经根型颈椎病、脊髓型颈椎病、椎动脉型颈椎病、交感神经型颈椎病、食管压迫型颈椎病及混合型颈椎病。

6 颈椎病有什么危害?

颈椎病属于慢性疾病，患上了会让患者承受太多的折磨，甚至无法正常工作和生活，因此颈椎病患者更加有必要多去关注相关知识。那么，颈椎病到底有哪些危害呢?

颈椎病的危害主要有以下几点:

(1)颈椎病可引起高血压。由于颈椎病而造成的高血压称为颈源性高血压，多数患者常有头痛、头晕、失眠、记忆力减退，或全身乏力、倦怠，心悸、胸闷、耳鸣、眼花及性情急躁等症状。

(2)颈椎病可引起心动过速。颈椎病引发心脏不适，主要是第四神经根受到颈椎骨质增生的刺激而产生，这与颈部位置的突然改变有关。

(3)颈椎病可引起腹胀便秘。一些颈椎病患者因邻近的颈交感神经受到刺激和损伤，感受传到大脑，增强相关的神经兴奋性，使受其支配的胃肠道蠕动减慢，导致腹胀便秘。

（4）颈椎病可引起瘫痪。部分脊髓型或以脊髓型为主的混合其他类型的颈椎病，由于得不到系统的、良好的治疗，致病因素不能解除，随着病变的发展，出现脊髓变性液化这样的不可逆病理变化，瘫痪也就无法避免了。

（5）颈椎病可引起吞咽不畅。食管的上端和第六颈椎相邻，第六颈椎出现增生、压迫和刺激食管，甚至造成食管周围炎症、水肿，从而在进食时产生异物感。

（6）颈椎病可引起胃脘不适。颈椎病患者，尤其是交感型和脊髓型颈椎病患者，都会有恶心、泛酸、饱胀、嗳气、呕吐、纳谷不香、胃中嘈杂、不思饮食等胃脘不适征象。同时，中上段颈椎错位影响到膈神经、椎动脉，还可引起上腹部饱胀、嗳气、食量减少等自主神经功能紊乱的症状。

（7）颈椎病可引起中风。随着年龄的增长，颈部肌肉韧带劳损、退化，固定关节的力量和功能减弱，在低头或仰头时，颈部关节失稳、摆动和错位，必然会刺激在颈椎横突孔中穿行的椎动脉，使之痉挛、收缩或扭曲变形，造成脑部供血不足。

7 为什么会得颈椎病？

很多人会有疑惑，我平时不怎么低头工作，怎么会得颈椎病？我这么年轻，家人都没有颈椎病，为什么我会有颈椎病？我身体其他部位都好着，为什么就只是颈椎有病呢？我是个健身达人，怎么还会得颈椎病呢？……

因为颈椎病的类型多种多样，所以引起颈椎病的原因也是多种多样，包括颈椎退变、慢性劳损、发育性颈椎管狭窄、头颈部外伤及颈椎的先天性畸形。其中，以颈椎退变最为常见。

（1）颈椎退变。在颈椎退变中，椎间盘退变常被人们视为"罪魁祸首"。其主要病理改变是：早期为颈椎间盘变性，髓核的含水量减少和纤维环的纤维肿胀、变粗，继而发生玻璃样变性，甚至破裂。颈椎间盘变性后，耐压性能及耐牵拉性能减低，当受到头颅的重力和头胸间肌肉牵拉力的作用时，变性的椎间盘局限性或广泛性地向四周隆突，使椎间盘间隙变窄，关节突重叠、错位，椎间孔的纵径变小。由于椎间盘的耐牵拉力变弱，当颈椎活动时，相邻椎骨之间的稳定性减小而出现椎骨间不稳，椎体间的活动度加大而使椎体有轻度滑脱，继而出现后方小关节、钩椎关节和椎板的骨质增生，黄韧带和项韧带变性，软骨化和骨化等改变。

（2）慢性劳损。慢性劳损是指超过正常生理活动范围的最大限度或局部所能耐受值时的各种超限活动。因其有别于明显的外伤或生活、工作中的意外而易被忽视，但其与颈椎病的发生、发展、治疗及预后等都有直接关系。此种劳损的产生与起因主要来自以下 3 种情况：①不良的睡眠体位。不良的睡眠体位因持续时间长且在大脑处于休息状态下不能及时调整，造成椎旁肌肉、韧带及关节的平衡失调。②不当的工作姿势。大量统计资料表明，某些工作量不大，强度不高，但处于坐位，尤其是低头工作者，颈椎病的发病率特别高，包括家务劳动者、刺绣女工、办公室人员、打字抄写者、流水线上的工人等。③不适当的体育锻炼。正常的体育锻炼有助于健康，但超过颈部耐量的活动或运动，如以头颈部为负重支撑点的人体倒立或翻筋斗等，均可加重颈椎的负荷，尤其是在缺乏正确指导的情况下更易伤害颈椎。

（3）发育性颈椎椎管狭窄。由于发育因素，各颈椎的椎管容积较正常狭窄，颈髓横断面中央部较厚而两侧较薄。在成人的颈髓中部，前后径为 8 ~ 10mm，椎管前后径如果过于狭小，直接压迫颈髓、神经根及硬膜，支配部分软组织的交感神经纤维也容易被压迫而引起血管痉挛。颈椎椎管发育性狭窄是引起脊髓型颈椎病的主要因素。患者在青少年时期，虽然有颈椎椎管发育性狭窄的现象，但由于代偿功能强，一般都没有明显的临床症状；成年以后，因为颈椎发生退变，头颈部经常受到外伤或劳损，可逐渐出现一些脊髓症状。颈椎的 X 线片检查显示，多数患者颈椎排列良好，无明显的椎体后缘骨质增生或移位，主要表现为椎管前后径狭窄，在颈椎中下部椎管狭窄的程度较重。无症状的成年人，颈椎 2 ~ 7 椎管的前后径在 14.5mm 以下属于发育性椎管狭窄。近年来，已明确颈椎管内径尤其是矢状径，不仅与颈椎病的发生与发展有关，而且与颈椎病的诊断、治疗、手术方法选择及预后判定均有十分密切的关系。有些人颈椎退变严重，骨赘增生明显，但并不发病。其主要原因是颈椎管矢状径较宽，椎管内有较大的代偿间隙；有些患者颈椎退变并不十分严重，但症状出现得早而且比较严重。

（4）头颈部外伤。种类众多。常见的包括交通意外、运动性损伤、生活与工作中的意外及医源性损伤。

（5）颈椎的先天性畸形。在对正常人颈椎进行健康检查或做对比研究性摄片时，常发现颈椎段可有各种异常，其中骨骼明显畸形者约占 5%。

8 颈椎病的高危人群有哪些？

颈椎病被公认为是一类退变性疾病，因此颈椎退变就成为颈椎病发病的主要因素。人体生长发育停止后，即 20 岁以后，退变性变开始逐步发展，这也意味着人体从成熟走向衰老。相关研究发现，在颈椎病的发展中起根本作用的因素是颈椎间盘退变，而发育性颈椎管狭窄，即随着年龄的增长颈椎管的骨性狭窄是其附加条件，对发病时间及病情的发展具有重要作用。所以，可以这样认为：颈椎病的发病率随着年龄的增加而增加，而在合并发育性椎管狭窄的人群中，颈椎病的发病率明显高于正常人群。其他(如劳损、畸形、外伤及炎症等)则可视为颈椎病的诱发因素，或称之为次要因素。颈椎病的高危人群包括以下几种：

（1）中老年人群。颈椎过多的慢性劳损会引起椎间盘变形、弹性减弱、椎体边缘骨质增生等。中老年人闲暇时间较多，经常躺着看书、看电视，时间长了会导致颈椎前后韧带松弛，继而引起颈椎骨质增生、小关节紊乱、韧带肥厚、钙化等一系列退行性改变，最终导致颈椎病。因此，中老年人患颈椎病的比较多。

（2）工作姿势不当者。办公室人员、电脑操作员、文字工作者、教师、会计、科研人员、打字员、驾驶员、运动员、化验分析员、重体力劳动者等从业者，由于长期保持固定的姿势工作，颈部伸颈肌一直处于痉挛状态，久之颈屈伸肌平衡失调导致脊椎失衡，最终引发颈椎病。

(3)睡眠体位不佳者。人的一生有 1/3 的时间是在床上度过的，枕头的高度要科学、合理。枕头偏高会造成颈部肌肉、韧带及小关节平衡失调，加速颈椎退变。

(4)有不良生活习惯者。长时间低头玩麻将、打扑克，躺在床上或沙发上看电视、玩手机、看书等不良生活习惯使颈椎长时间处于屈曲状态，颈后肌肉和韧带组织超负荷，容易引起劳损。

(5)有外伤史及颈椎先天性畸形者。因外伤史导致颈椎损伤、患有颈椎先天性畸形者，属于颈椎病的高发人群。

9 颈椎病会遗传吗？

俗话说"龙生龙，凤生凤，老鼠的儿子会打洞"。"我们夫妻俩都是长期低头工作者，颈椎都不太好，现在考虑备孕，最担心的就是宝宝会遗传我们的颈椎病，输在起跑线上，有什么方法能有效预防吗？"这是部分年轻父母比较担心的问题。那么，颈椎病会不会遗传呢？

其实颈椎病虽然不是遗传性疾病，但是与家庭生活环境及共同的生活习惯有关，同时与一些家族式的先天性遗传性疾病有关，如先天性颈椎裂、颈肋、椎管狭窄等。具有这些因素的人，虽出生后多无症状，但一般到 40 岁后，随着年龄的增长，患颈椎病的概率比一般人大一些。此外，如果家庭居住环境比较潮湿，夏天习惯吹空调，室内通风不好等，这个家庭中的成员就更易患颈椎病。因为风寒潮湿等致病因素可以通过机体自主神经系统，引起皮肤、皮下组织、肌肉等的血管舒缩功能失调，血管痉挛、局部组织供血不足、淋巴液回流受阻、组织水肿、代谢产物积蓄、结缔组织间渗出、纤维蛋白沉积等一系列变化，患者主观感觉畏寒发凉、酸胀不适，出现颈部肌肉僵直、关节活动受限、局部疼痛等症状。

颈椎病虽然是一种颈椎的退行性病变，和气候、环境的关系也很密切，但主要还是由后天的各种因素引起的。即使父母患颈椎病或先天有颈椎畸形，只要平时注意保持正确姿势，合理膳食，防止损伤，也可以远离颈椎病。

10 什么是神经根型颈椎病？

医生经常遇到这样的询问："大夫，颈椎病种类很多，我双手疼痛难忍、麻木无力，您看这属于哪种类型的颈椎病？按照网上的说法，好像两种都是，但又都不完全像。"

神经根型颈椎病是神经根受到压迫引起的一种颈椎病。因单侧或双侧脊神经根受刺激或受压所致，表现为与脊神经根分布区相一致的感觉、运动及反射障碍。本病较多见，各种有针对性的非手术疗法均有明显的疗效，其中尤以头颈持续(或间断)牵引、颈围制动及纠正不良体位有效，预后大多较好。

神经根型颈椎病的常见临床表现有：①颈部症状。视引起根性受压的原因不同而轻重不一。②根性痛。最为多见，其范围与受累椎节的脊神经根分布区域相一致。与根性痛相伴随的是该神经根分布区的其他感觉障碍，其中以手指麻木、指尖感觉过敏及皮肤感觉减退等为多见。③根性肌力障碍。以前根先受压者为明显，早期肌张力增高，但很快即减弱并出现肌萎缩。其受累范围仅局限于该脊神经根所支配的肌群。在手部以大、小鱼际肌及骨间肌为明显。④腱反射改变：即受累脊神经根所参与的反射弧出现异常，早期活跃，而中、后期则减退或消失。检查时应与对侧相比较。⑤体征。凡增加脊神经根张力的牵拉性试验大多为阳性，尤其是急性期及以后根受压为主者。

神经根型颈椎病的诊断需要从患者的主诉、病史、体征及影像学检查等方面综合考虑方可确诊。

11 什么是脊髓型颈椎病？

"脊髓型颈椎病是脊髓出了问题吗？是不是很严重，会不会瘫痪？发病率有多高？确诊的依据是什么？"其实，脊髓型颈椎病，顾名思义，一定和脊髓有关。那么到底和脊髓有什么关系，才称得上是脊髓型颈椎病呢？

脊髓是细细的、管束状的神经结构，位于脊柱的椎管内且被脊椎保护，包含脊髓前动脉、中央动脉及后动脉。脊髓的主要功能是传送脑与外周之间的神经信息，即控制躯体的运动及感觉功能。那么，什么是脊髓型颈椎病呢？

脊髓型颈椎病是由于颈椎椎骨间连接结构退变，如椎间盘突出、椎体后缘骨刺、钩椎关节增生，后纵韧带骨化、黄韧带肥厚或钙化，导致脊髓受压或脊髓缺血，继而出现脊髓的功能障碍。因此，脊髓型颈椎病是脊髓压迫症之一，严重者可致残，占全部颈椎病的 10%～15%。脊髓型颈椎病的基本病因是颈椎退变。在颈椎各个结构中，颈椎间盘退变被认为发生得最早。

脊髓型颈椎病的临床表现因病变脊髓被侵袭的程度、部位和范围而异。感觉障碍多不规律，手臂麻木多见，但客观上浅痛觉障碍与病变所支配皮节不一定对应，深感觉少有受累者，可有胸或腹束带感，此时常伴有腹壁反射增强。上肢通常多以下运动神经元通路损害为主，手笨拙、无力，表现为写字、系鞋带或纽扣、用筷子等精细动作困难，随病情发展手内在肌萎缩，可出现其他上肢肌力减退。Hoffmann 征（霍夫曼征）多显示阳性。下肢多为上运动神经元通路异常，表现为肌张力不同程度的增高和肌力减损，膝反射和跟腱反射活跃、亢进，出现踝阵挛、髌阵挛、Babinski 征呈阳性。肌张力增高，腱反射亢进，导致走路不稳，尤其快走易跌倒、步态蹒跚，可出现痉挛步态。脊髓型颈椎病较少引起排尿排便困难及括约肌功能障碍。

12 什么是交感神经型颈椎病？

为何颈椎病会诱发交感神经症状呢？最新研究表明，颈部交感神经分布非常广泛，在颈椎后纵韧带、钩椎关节关节囊、关节滑膜囊、退变关节的关节面、纤维环后部、硬膜囊、椎板旁组织均发现有交感神经纤维的分布。上述部位的交感神经受到颈椎退变或颈部软组织慢性劳损、炎症等因素刺激后均有可能引发患者的交感神经症状。交感神经型颈椎病症状繁多，多数表现为交感神经兴奋症状，少数为交感神经抑制症状。由于椎动脉表面富含交感神经纤维，当交感神经功能紊乱时常常累及椎动脉，导致椎动脉的舒缩功能异常。因此，交感型颈椎病在出现全身多个系统症状的同时，还常伴有椎－

基底动脉系统供血不足。

交感神经型颈椎病临床表现：交感神经型颈椎病的特点是患者主诉多但客观体征少，症状多种多样。①头部症状。如头晕或眩晕、头痛或偏头痛、头沉、枕部痛、睡眠欠佳、记忆力减退、注意力不易集中等。患者常主诉头脑不清，昏昏沉沉，有的甚至出现记忆力减退；有些患者还伴有恶心，少有呕吐。偶有因头晕而跌倒者。②眼耳鼻喉部症状。眼胀、干涩或多泪、视力变化、视物不清，耳鸣、耳堵、听力下降，鼻塞、过敏性鼻炎，咽部异物感、口干、声带疲劳，味觉改变等。③胃肠道症状。恶心甚至呕吐、腹胀、腹泻、消化不良、嗳气及咽部异物感等。④心血管系统症状。心悸、胸闷、心率变化、心律失常、血压变化等。⑤面部或某一肢体症状。多汗、无汗、畏寒或发热，有时感觉疼痛、麻木，但又不按神经节段或走行分布。以上症状往往与颈部活动有明显关系，坐位或站立时加重，卧位时减轻或消失；颈部活动多、长时间低头、在电脑前工作时间过长或劳累时明显，休息后好转。⑥其他。肢体发凉怕冷，还可有一侧肢体少汗，头颈、颜面或肢体麻木等现象。

交感神经型颈椎病的诊断较难，目前尚缺乏客观的诊断指标。出现交感神经功能紊乱的临床表现、影像学显示颈椎节段性不稳定。对部分症状不典型的患者，如果行星状神经节封闭或颈椎高位硬膜外封闭后，症状有所减轻，有助于诊断。

13 什么是食管型颈椎病？

临床上经常遇到食管型颈椎病的患者主诉有吞咽困难。但只要出现吞咽困难，是不是就说明患者患有食管型颈椎病呢？想要回答这个问题，首先要弄清楚吞咽困难是什么，吞咽困难的原因，才有助于认识食管型颈椎病。

吞咽困难是指食物从口腔至胃、贲门的运送过程中受阻而产生咽部、胸骨后或食管部位的梗阻停滞感觉。对于吞咽困难患者，临床医生必须将器质性疾病所致的吞咽困难与假性吞咽困难进行区分。所谓假性吞咽困难，是指并无食管梗阻的基础病变，仅仅是患者自觉咽部、胸骨后有异物堵塞感，但

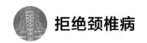

往往不能明确指出具体部位，且进食流质或固体食物均无困难，这类患者常伴有神经症的其他症状。

吞咽困难有功能性吞咽困难和机械性吞咽困难之分。功能性吞咽困难也称为动力性吞咽困难，多为神经－肌肉病变导致的吞咽困难；机械性吞咽困难是指食物通路受阻。

食管压迫型颈椎病又称吞咽困难型颈椎病，主要是由于椎间盘退变继发前纵韧带及骨膜下撕裂、出血、机化钙化及骨刺形成所致。

食管型颈椎病的临床表现：①吞咽障碍。早期主要为吞咽硬质食物时有困难感及食后胸骨后的异常感（烧灼、刺痛等），继而影响吞咽软食与流质饮食。其吞咽障碍的程度可分为：轻度为早期症状，表现为仰颈时吞咽困难，屈颈时则消失；中度指可吞咽软食或流质饮食；重者仅可进食水汤。②其他颈椎病症状。单纯的食管压迫型颈椎病患者少见，约80%的病例尚伴有脊髓脊神经根或椎动脉受压症状，应对其进行全面检查。显然，吞咽困难不一定是食管型颈椎病。

14 所有的脑供血不足都是椎动脉型颈椎病吗？

对于脑供血不足，首先要明确诊断。常用的方法有：①双侧椎动脉 B 超检测法。通过观察双侧椎动脉有无狭窄，间接判断脑部血供情况。②彩色多普勒超声量化诊断法。通过监测双侧椎动脉血流量，从而判定脑部血供是否充足。③激光多普勒血流测定法。是一种连续、实时监测脑组织微循环血流动力学监测新技术，可以对脑部微循环血流量进行连续、实时监测，诊断可信度高。此外，头颅 CT、MRI 也被应用于脑部血供的相关检查。

椎动脉型颈椎病是因各种机械性与动力性因素使椎动脉遭受刺激或压迫，以致血管狭窄、折曲而造成以椎－基底动脉供血不足的疾病。

椎动脉型颈椎病临床表现：

（1）颈椎病的一般症状。如颈痛、后枕部痛、颈部活动受限等。若波及脊髓或脊神经根，则出现相应的症状。

（2）椎－基底动脉供血不足症状。①偏头痛。以颞部为剧，多呈跳痛或刺痛。②迷路症状。主要为耳鸣、听力减退及耳聋等症状。③前庭症状。主要表现为眩晕。④记忆力减退。⑤视力障碍。出现视力减退、视物模糊、复视、幻视及短暂的失明等。⑥精神症状。以神经衰弱为主要表现，多伴有近事健忘、失眠及多梦现象。⑦发音障碍。主要表现为发音不清、嘶哑及口唇麻木感等，严重者可出现发音困难，甚至影响吞咽。⑧猝倒。即当患者在某一体位头颈转动时，突感头昏、头痛，患者立即抱头，双下肢似失控状发软无力，随即跌（坐）倒在地。

（3）自主神经症状。临床上以胃肠、心血管及呼吸系统症状为多，个别病例可出现瞳孔缩小、眼睑下垂及眼球内陷等。

因此，明确脑供血不足后，不能武断地说脑供血不足一定是由颈椎病造成的。

15 脖子痛是不是颈椎病？

现在社会，很多人的工作是白天对着一台电脑，下班后又是对着手机或者平板电脑消磨时间，还有一些人喜欢长时间低头行走，不良的生活习惯导致现代人们脖子痛越来越常见。那脖子痛就是颈椎病吗？该如何确诊及缓解呢？

脖子痛又称颈痛，引起颈痛的疾病大致包括：①颈椎病。许多30岁以上成人的 X 线片上，颈椎退行性改变很明显。异常表现包括椎间盘的连续性变化、沿椎体的骨赘形成，以及关节突关节和椎弓板改变。②颈椎软组织损伤。由日常生活中的物理应力所致，包括不良姿势和睡眠习惯。通常，症状表现为上背部或肩部疼痛、僵硬和紧张感，持续长达 6 周。③挥鞭伤。由颈椎突然屈曲或伸展运动的创伤性事件引起。挥鞭伤症状包括剧烈疼痛、痉挛、颈部关节活动度下降及枕部头痛。疼痛可以持续存在，而 MRI、CT、X 线片或骨扫描极少发现异常。④颈部肌筋膜疼痛。表现为区域性疼痛伴触发点、紧绷感和压力敏感。与肌肉敏感、抑郁、焦虑和失眠有关，很可能是一种范围不那么广泛的纤维肌痛变异型。⑤弥漫性骨质增生。表现为韧带和肌腱止点处不恰当的骨沉积(钙化)。⑥胸廓出口综合征。可表现为颈部和肩部疼痛，伴上肢牵涉痛和各种神经血管症状和体征，上肢麻木、无力和肿胀感三联征。⑦糖尿病性神经病变。糖尿病的代谢障碍及血管病变所致的周围及中枢神经系统损害。颈椎和胸椎多发性神经根病、神经丛病变和周围神经卡压，可以引起颈、胸、肩胛、肢体疼痛和(或)肌无力。

临床体检时，脖子痛患者常没有典型的颈椎病表现，如手臂疼痛、麻木、肌力减退和肌肉萎缩。按压颈肩部可出现疼痛加重，但一般不会放射到手臂。有的患者会出现颈部歪斜，不能正常活动脖子，颈部肌肉抽搐等。因此，患者在出现了症状以后，要到正规的医院进行检查才能得到最准确的诊断结果。如果仅仅是脖子痛，而没有手麻、行走无力、踩棉花感，可以休息观察，放松肌肉，减轻肌肉抽痛。功能锻炼以抬头和转头为主，放松颈部肌肉、增加肌肉血供。也可酌情采用中医针灸、推拿。严重时需要咨询专科医生，在医生指导下口服非甾体类抗炎药或肌肉松弛剂。

16 经常落枕是怎么回事？

前面提到脖子痛的原因，其中之一就是落枕。这虽然不算什么大病，但是发病后脖子酸痛、扭头不方便，严重时患者穿衣、吃饭、洗脸、梳头都会受到限制，令人十分苦恼。

落枕是由于睡眠时姿势不当，或露肩吹风受凉，引起颈部肌肉紧张、痉挛，醒后自觉颈项部疼痛或酸痛，活动不利的病症，是临床常见病。本病多见于青壮年，常发生于一侧颈部，也可累及双侧。病情较轻者 2～3d 可自愈，严重者可迁延数周不愈。若反复落枕，往往是颈椎病的前期症状。

1)常见落枕原因

(1)不良姿势和牵拉。本病多在晨起时发现，常与疲劳后睡眠时枕头不合适有关，枕头过高、过低都可使受应力肌肉过度牵拉，造成损伤。睡沉后颈部失去肌肉张力的保护，使关节向一侧过屈，而过伸的一侧关节囊受到牵拉。

（2）寒冷。本病常与睡眠时受风寒有关，风寒使局部肌肉、血管痉挛，产生类似肌筋膜炎的变化。

内因决定外因，本病虽然常在晨起时突然发病，但在发病以前常有类似颈椎病的一些症状，只不过由于症状轻微经常被患者忽视，当睡眠姿势不良，劳累，受寒受凉时病情加重，引起疾病急性发作。所以，姿势不良和受寒凉只是落枕的诱因，平时的颈部软组织劳损才是落枕的根本原因。

2）落枕的应对策略

首先，要调整枕头的高低和软硬，不要枕过高、过低或过硬的枕头。其次，夜间睡觉时注意脖子的保暖，不要被凉风吹到。最后，用热毛巾或热水袋敷在脖子及后脑勺，每次半小时，每天早晚 2 次。落枕后需加强休息，不能熬夜，不要让脖子过度疲劳。可用热敷，或用吹风机晃动着吹疼痛部位，以改善局部血液循环；还可以局部涂抹止痛药。情况严重且经上述处理难以缓解者，可通过专业理疗师进行局部热疗、外擦膏药、局部手法治疗、针灸、推拿等方式使症状缓解。经常落枕的人需经专科医生排除颈椎病。

以下介绍几种落枕的自我疗法，对防治颈椎病也有一定的帮助。

（1）伸缩颈部。挺起胸部，先将颈部向上伸，尽量伸至不能再伸长时，尽量向下缩，缩至不能再缩短时，再改为向上伸，这样能防止颈部肌肉发生粘连。连续伸缩 30 次。

（2）旋转颈部。坐站均可，先将颈部尽量向左转动，两眼看左肩膀，停 5s 后，颈部向右转动，看右肩膀。左右旋转各 20 次。

（3）轻揉颈部。解开上衣领扣，将两手掌搓热，颈部尽量向上伸，用两手掌在颈部轻轻揉搓，先轻后重，直到局部发热为止。

（4）左右歪头。坐站均可，两臂自然下垂，头先向左歪，左耳尽量贴靠左肩，然后再将头向右歪，右耳尽量贴靠右肩。左右歪头 20 次。

（5）低头仰头。坐站均可，头先向下低，尽量让下颌骨贴近胸部，停 5s 后改为尽量仰头，眼看天空或房顶，停 5s 后再低头。反复做 20 次。

（6）摇摆下颌。坐站均可，向左右摆动下颌，先轻后重，尽量使颈部肌肉有牵拉感，幅度从小到大。连续 30 次。

（7）耸动双肩。坐站均可，两肩膀同时上下耸动，先轻后重，先慢后快。连续 30 次。

（8）拍打双肩。坐站均可，用左手搭在右肩膀上、右手搭在左肩膀上，两手同时拍打两侧肩膀，先轻后重。连续 30 次。

（9）按摩枕部。解开上衣领口，将两手搓热，放在枕部转圈按摩，先轻后重，直到局部发热为止。

（10）以头"写"字。以头部摆动模仿笔，向空中做"写"字状，让颈部、头部的肌肉得到上下、左右、前后各方位的活动，消除局部的气血瘀滞，通经活络，防止肌肉粘连。可以头写"永"字，也可写自己的姓氏，感到头颈部发热为止。

17 脖子后面的凸起是什么？

有很多患者来就医时并没有出现脖子痛、手脚麻木或者步态不稳等典型的颈椎病症状，而是自己摸到脖子后面有一块硬硬的疙瘩，甚至可以随着颈部的活动而活动，有的固定不动，于是就不停地猜测这到底是什么东西，不会是得了颈椎病，或是长肿瘤了吧？

从解剖上来讲，正常人有 7 节颈椎。第二到第七颈椎后方凸起的骨头叫棘突，棘突上方相连的韧带叫项韧带。随着年龄的增长，颈椎老化增生，部分患者出现项韧带钙化或骨化，有的人随着老化增生，钙化物或者骨化物越来越大，这样在颈部后方便会触摸到一个会活动的、硬硬的疙瘩，一般位置比较深，按上去也不会痛。

那么，固定不动的硬疙瘩是什么呢？第二到第七颈椎后方都有棘突，正常人第六和第七颈椎的棘突骨是最长的，在脖子后面正中偏下的地方，往往可以摸到一个向下倾斜的凸起的骨头，而颈 6、颈 7 的棘突又是项韧带和颈后部肌肉的止点，随着长时间肌肉和韧带的牵拉，棘突也会逐渐增生，越变越大。所以，患者会在颈后正中摸到一个固定的硬疙瘩，其实就是颈 6、颈 7 增生肥大的棘突，可视为颈部退行性变的表现。

颈椎棘突增生硬化的发生率明显高于颈椎退变和项韧带钙化，而且发生早。近年来，随着社会的发展，生活节奏的加快，长期伏案和坐姿不正确的人越来越多，其发病率有明显增高的趋势。目前认为颈椎病高发年龄为 30 ~ 50 岁。早期观察颈部后方是否有硬疙瘩，及时至专科医院行 X 线检查，对颈部退变的早期诊断很有益。

对于长期伏案工作的人们来说，长期低头会使项韧带或棘突增生越发严重，经常抬头则可以减轻和延缓颈椎老化的程度；避免长时间使用电脑和手机，多起来抬头看看天空，不但有利于颈椎的保护，还会多一份好心情。

18 颈椎总是"咯噔咯噔"响是不是有颈椎病？

随着手机党及电脑党的增多，颈椎病患者越来越多并呈现出年轻化的特点。很多人在转动脖子时经常会发现脖子"咯噔咯噔"响，总感觉是颈椎出现了问题。那么，这种猜测正确吗？

事实上，许多人虽然有颈部弹响现象，却没有颈、肩、臂部疼痛及上、下肢的感觉和运动障碍。另外，许多人虽然有颈椎病的症状，而且在影像学上有典型的颈椎退行性改变，却无颈部弹响现象。因此，颈椎病不一定引起弹响，而有弹响现象的人也不一定患有颈椎病。弹响现象与颈椎病的发病没有必然的联系。

脖子发出声响主要有以下几种原因：①肌腱韧带和骨骼的摩擦。当关节活动时，肌腱韧带也会滑动，尤其是当肌腱韧带发生退化、弹性下降或者出现韧带钙化时，肌腱韧带在骨骼表面滑动、摩擦，就会听到声响。②气体逃逸。人体关节内有一种叫作滑液的液体，是用来润滑关节的。这种滑液内含有一些气体并在滑液中构成气泡，当拉伸关节时，滑液中的气体急速跑动，就会形成响声。③关节退化形成粗糙的关节面。由于退化，本来光滑的关节面变成了粗糙且不平整的表面，关节活动时，相互摩擦就会发出响声。这种情况有生理性和病理性 2 种。一般来说，仅有弹响，外表无异常，也不感到疼痛，不伴活动障碍者属于生理性弹响，不需要特别处理，也不必为此过于担心。如果出现响声的同时伴有疼痛不适或者活动受限，属于病理性

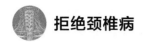

弹响，多数属于小关节错位，需要经过医生的检查明确诊断，并作出相应的处理。

临床研究人员发现，颈椎弹响征的患者中有高达 80% 人的 X 线片上有退变增生的表现，可见椎体边缘长了骨刺、椎间盘间隙变窄和关节突关节间隙变窄等表现。颈椎弹响征在 45 岁以上的中老年患者中非常常见，其发生与颈椎骨关节病理改变密切相关。颈 - 枕部或颈 - 肩部疼痛、沉重或者僵硬感、头昏或发作性眩晕、上肢或手指麻木是颈椎弹响征患者的主要临床表现。

综上所述，颈部弹响虽与颈椎病无必然联系，但它的出现却是颈椎不稳的表现之一。所以，如果出现频繁的颈部弹响现象，应及时到医院检查，找出造成弹响的原因，以便对症治疗。同时，存在颈部弹响的人应该适当减少颈部活动，以防加速颈椎的退行性改变。

19 什么是颈椎退行性变?

有些患者到医院就诊时，经常会听到医生答复说："你的颈椎有些退行性改变"，患者可能不确定这种说法的严重程度，也不确定自己是不是已经患有颈椎病，更不知日常生活中该如何应对。那么，到底什么是颈椎退行性变呢?

颈椎退行性变是指颈椎结构的衰变及机能的衰退，通常表现为骨赘(人称骨刺)出现在椎体上下端的前缘、后缘及神经通道周围。关节突关节、钩椎关节及韧带结构的退变，年龄增长及与之相关的使用过度、修复能力降低是引起颈椎退变的主要原因。

颈椎退变本身不是疾病，有时甚至是机体对于环境的适应性改变。颈椎退变不可避免，是每个人都会经历的生命过程，然而某些情况下却会成为颈椎病等退行性疾病的发病基础，是造成颈脊髓、神经根等重要结构损害的主要原因。因此，正确认识颈椎退变，减缓退变进程，避免其发展为疾病十分重要。

人体进入成年以后，发育逐渐停止，退行性改变也随之开始，这是一个缓慢的、进行性发展的过程。颈椎退行性变有其复杂的机制，其中，年龄增大是主要原因。随着颈椎退行性变逐渐年轻化，可以发现颈椎退行性变与人们生活、工作、环境等的改变息息相关。

研究表明，颈椎退行性变是发生颈椎病的最主要原因。由于工作、生活姿势不当，颈椎长期承受超过负荷的压力，颈椎附着的肌肉、韧带、血管等劳损，颈椎退行性变就开始了。由于颈椎退行性变，颈椎局部产生血肿，长时间血肿得不到消失就会机化而形成颈椎骨质增生；颈椎退行性变，颈椎间盘亦随之发生退变，椎间盘纤维环变脆，当颈椎发生外力刺激或损伤时，纤维环破裂，椎间盘髓核溢出纤维环外，就是颈椎间盘突出。颈椎骨质增生和颈椎间盘突出压迫颈部神经、肌肉、韧带、血管及脊髓而发生症状，就是颈椎病。

虽然颈椎退行性变并不能与颈椎病画等号，其本身是一个正常的生理过程，但也应该给予重视，及时去除不良因素，缓解退变造成的症状，防止颈椎病发生。

20 骨刺是怎么回事？ 颈椎骨刺与颈椎病有什么关系？

一些患者拿到检查单后，往往会把 X 线片上所见到的颈椎部位增生的骨刺认为是颈椎病的标志，还没等医生给出结论，自己先下定义，然后上网各种搜索，寄希望于所谓的"秘方"来去除骨刺，缓解颈椎病症状。

颈椎病是一种比较复杂的颈段脊椎的临床综合征，不仅在 X 线片上有异常表现，更重要的是由于颈椎部位的病理变化引起的神经系统或椎动脉等受到刺激或压迫而出现相应的临床症状。颈椎骨刺又名颈椎骨质增生，是指骨关节边缘上由于长期慢性损伤引起瘢痕组织增生，日久产生钙质沉着变成骨质而形成的。颈椎骨质增生是中老年时期骨关节的生理性退行性变化，是人体衰老的必然结果。

颈椎骨质增生与年龄、劳损、外伤、姿势不正确等有直接的关系。患者常常感到颈椎局部疼痛，脖子僵硬，活动受限及上肢沉重、无力、手指麻木及头晕恶心、视物模糊、失眠健忘、胸闷、精神烦躁等。随着年龄增长，大

拒绝颈椎病

多数中老年人都会出现颈椎骨质增生，犹如人老了眼睛会"老花"一样，不能一概认为是一种疾病。就大多数人而言，有颈椎骨质增生不等于有病，没有症状不需要进行治疗。颈椎骨质增生产生压迫症状轻的患者，可以适当休息、理疗、封闭及服药缓解。颈椎骨质增生压迫症状严重的患者，则需要通过医生进行诊断、治疗。

许多研究资料表明，在50岁以上的男性和60岁以上的女性中，大多数正常人可有不同程度的颈椎骨质增生；年满70岁者，几乎在X线片上都有骨性关节病的改变，但多数人并不出现临床症状。因为颈椎部位增生的骨刺，是人们在长期的工作和生活中，由于颈椎受到慢性劳损或损伤而引起的退变和代偿的表现，也是颈椎为适应力的变化而产生的一种防御性反应。它既是生理的，又可能转变为病理的，它可以使由于椎间盘变性而不稳定的颈段脊柱变得较为稳定，但也可能对周围神经、血管造成压迫，出现相应的临床症状。可见，颈椎骨刺是产生症状的原因之一，但不是诊断颈椎病的主要依据。因为从临床观察来看，颈椎病的症状与骨刺的有无和大小不成正比。颈椎病可有骨质增生，但有骨质增生并不都有颈椎病的症状。

颈椎骨质增生的病因主要有以下几点：①颈椎退行性改变。在人生的不同阶段，随着年龄的增长，颈椎及椎间盘可发生不同的改变，在颈椎体发生退行性改变的同时，椎间盘也发生相应改变。②劳损与不良姿势。头颈部长期处于单一姿势，喜欢躺在床上看电视、看书，高枕，坐位睡觉等人群容易患颈椎骨质增生，常见人群如会计、作家、软件开发人员等需要长时间低头工作者。学生由于功课负担过重，看书写字坐姿不当或无节制地操作电脑，少运动等也易增生，加上长期摄取的含钙食物少，颈椎很容易出现骨质增生。③头颈部外伤。一些患者因颈椎骨质增生、颈椎间盘突出、椎管内软组织病变等使颈椎管处于狭窄临界状态中，颈部外伤常诱发症状的产生。

不同的病变累及不同部位，就会出现不同的症状，晚期可导致瘫痪。颈椎骨刺严重者，还会引起颈椎病性高血压、心脑血管疾病、胃炎、心绞痛、吞咽困难等。

总之，颈椎骨刺的形成是颈椎退变到一定程度时的必然产物，表明颈椎的退变已经达到了难以逆转的阶段。无症状者应注意预防各种可增加退变及诱使其发病的因素，有症状者则必须设法积极治疗，使其停止进展，消除对邻近组织的压迫与刺激。外科手术仅仅可以切除骨刺来促使局部建立新的平衡关系，但不能彻底改变关节退变造成的病理结果。

21 颈椎退行性变能治好吗？ 平时需要怎样预防颈椎退行性变？

颈椎退行性变并非疾病，而是指颈椎结构的衰变及机能的衰退。年龄增长以及与之相关的使用过度、修复能力降低是引起颈椎退变的主要原因。任何因素及干预手段都无法遏制颈椎退变发生与发展，且颈椎退变多数不会引起严重的症状，因此无须对其进行特殊的"治疗"。

虽然颈椎退变无须特殊治疗，然而由于颈椎退行性变，颈椎间盘亦随之发生退变，当颈椎遭受外力刺激或损伤时，易发生颈椎间盘突出。颈椎骨质增生和颈椎间盘突出会压迫颈部神经、血管等，易发生颈椎病。

颈椎退变尚不能完全避免，但是可以通过改变不良的生活习惯尽量减缓颈椎退变的发展。颈椎长期超负荷工作、不恰当的锻炼方式、不正确的用颈姿势是促进颈椎退变的重要原因。避免这些因素应做到：①避免长时间低头或伏案工作，一般工作 40 ~ 60min 后应站起来活动 10min，以免颈项肌肉劳损使颈椎的稳定装置失效，颈椎间盘负荷过大影响其代谢而加速退变；②使用电脑或看电视时应使屏幕的高度与视线平齐或稍高；③站立或坐位时应挺胸、抬头，勿含胸探头；④卧位勿使枕头过高，以免造成颈椎屈曲，应保持中立或轻度仰伸位；⑤乘坐汽车等交通工具时避免坐位睡觉，颈椎常因颠簸而不自主晃动，加之缺乏颈项肌肉的有效保护，容易使颈椎间盘、韧带、项背肌肉等组织受损；⑥避免反复、剧烈地扭动或晃动颈项，突然、剧烈、反复的颈项运动不能起到锻炼作用，反而容易造成颈项结构损伤或劳损；⑦经常以正确的方式锻炼颈项肌肉，如蛙泳、放风筝、"小燕飞"等；⑧运动前先进行热身锻炼，避免超负荷的过度活动及运动创伤。

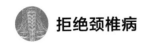

22 颈椎病能否治愈?

要想了解颈椎病能否治愈,需要了解颈椎病变的原因,并根据不同病因制订不同的治疗方案。

首先,颈椎病的根本原因大多还是颈脊髓或者神经根受压迫或者损伤,所以其手术治疗多为对神经进行减压的操作。但是对神经减压后,其症状功能能否完全恢复取决于神经此时的状态。如果神经本身已经老化,或者神经在长期的受压后受到损伤,那么,老化的神经单位及受损伤的神经单位所支配的躯体感觉运动功能将受到影响,也就是临床上讲的症状残留。少部分人在颈椎病术后仍可能残留有少许的肢体麻木等症状。

其次,颈椎外伤患者的感觉运动功能多会受到严重的影响,即使采取手术治疗,往往也不能获得较好的预后结果。这是因为脊髓在遭遇外伤时受到一过性的严重损伤,表现为全瘫或不全瘫的状态,即使及时进行手术减压,患者恢复到能够生活自理仍是一种奢望。

最后,颈椎受到细菌、结核等病原体的感染引起局部脓肿,或者颈椎占位导致脊髓受压,都可以引起躯体感觉运动障碍。此时的治疗方案仍为减压手术配合一定疗程的药物治疗,其所能恢复的程度仍需视脊髓受损的程度而定。术后需使用药物控制感染进行辅助治疗。

颈椎病能否治好的标准可以归纳为:缓解症状,防止症状加重。所以,颈椎病的手术治疗仍需要及时有效的神经减压,且术后恢复效果需要根据神经损伤机制进行评判。另外,神经营养药物、高压氧康复治疗、肢体功能锻炼等对颈椎病的预后都有一定程度的帮助作用。

23 颈椎病患者就诊时应注意什么?

颈椎病患者就诊时可以记住以下几点:

(1)可以将自己的发病和治疗经过,以及准备问些什么问题写在纸上。有些患者大老远慕名而来，在诊室门口等候了很长时间，好不容易进门后，总想把自己的疾病详详细细地告诉医生，但往往没有重点、不分主次，胡子眉毛一把抓，讲了10min甚至20min也没讲清病情，反而影响医生的正常诊疗。医生门诊时间有限，如果这样看病，医生门诊看不了几个患者，许多从远地方来的患者就不可能挂上号了。所以，作为一名患者，去医院就诊之前，最好能将自己的发病经过写个小结，将准备问的问题写在纸上，以免到时遗忘。

（2）描述病情越具体越好，带好各种检查资料和片子。多数医生首先会询问患者"哪里不舒服"，这时不要简单回答"颈椎间盘突出"或"颈椎不好"等笼统的答案，应告诉医生如上肢疼痛或者腿没力、走路不稳等症状，同时把以前做过的检查结果或治疗的资料拿给医生看，X线片、CT、MRI等影像学资料不要只拿报告，一定要带好片子。除此以外，最好简短地告知医生发病的原因，是搬重物时损伤、受伤还是其他原因引起的。医生还关心如发病的时间；发病后的症状变化；疼痛或麻木的具体部位及受体位变化的影响；发病后经过了哪些治疗，效果如何。有时医生为了鉴别诊断，可能还会询问患者有没有其他相关的疾病，如高血压、脑梗、骨结核、肿瘤和糖尿病等，父母、兄弟、姐妹中有没有类似的疾病等。女性患者若在经期、孕期、哺乳期应向医生说明，方便医生能够很快听明白病情并做出准确的疾病诊断。

（3）需要留出足够的看病时间。在询问完病史及做完体格检查后，医生会根据病情需要开出检查单，比如有的患者做CT或MRI间隔时间过久了，可能会再次检查以便复查病情变化。这两类检查一般需要预约，不一定当天能做，需要耐心等待几天，而X线片当天就能做并拿到结果。在拿好检查报告及片子后需要再次找医生就诊。对于这种不是当天就能拿到检查结果，需要隔天再次看病的情况，大多数医院规定需要再次挂号。如果是外地患者，如果能在当地提前做好检查，带片子过来，就能节省看病的时间。

（4）因疾病不同，每个人看病时间也不一样，但医生会为每一个患者把关。医生在门诊给患者看病时，经常遇到这样的情况，在诊室外面候诊的患者总是嫌诊室里面的患者看病时间太长，医生讲得太详细，而进到里面却又认为自己就诊时间太短，医生讲得太简单。实际上，医生要兼顾所有患者的

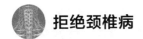

不同病情和严重程度，每个就诊患者看病时间平均是 10min，但医生仍会有区分：有的患者疾病复杂，就诊时间会较长；有的患者疾病很简单，一看就明白，这样看病时间就较短。需要手术的患者问题比较多，医生解释得比较详细，时间相对也会更长。当然，医生会为每一个患者把关，保证治疗的质量，不会因为时间短就疏忽对疾病的诊断和治疗。

24 颈椎病患者就诊时是不是一定要选择专家门诊？

其实不然。患者在普通门诊初诊时可选择性地描述自己病痛的主要部位、感受、症状、持续时间等，把一些觉得比较重的或者特殊的体征说出来，有助于初诊医师根据相应的经验给予相应的诊断、治疗或者进一步的检查。诊断明确后的患者经一段时间的保守治疗无效后，可选择专家门诊进行复诊及进一步治疗。此时患者面临药物无效甚至手术指征明确的情况时，应携带前期就诊时的病历、相应的影像学检查，以及保守治疗相关药物的药盒，这样专家医师能很方便快捷地确定患者该选择何种治疗方式，以及把更多的时间用来回答患者进一步治疗的困惑，比如答疑手术的方式、风险、特点、好处等。

第二章
颈椎病的临床表现

1 如何辨别颈椎病引起的肢体麻木与其他疾病？

肢体麻木是指肢体对外界的刺激，如对冷、热、痛等感觉的异常、减弱或消失，常常是患者对于自身主观感觉的描述。常见的肢体麻木的病因包括以下几种：

(1)营养缺乏和代谢障碍性肢体麻木。长时间的胃肠功能紊乱、消化不良或有严重营养缺乏的病史，导致患者体内 B 族维生素严重缺乏而引起肢体麻木。

(2)中毒性神经性麻木。患者可有长时间与汞、砷、铅或有机磷等重金属或农药，以及呋喃类、异烟肼等化学药品的接触史。这类化学物品可引起中毒性神经炎。该病初期即可出现肢体远端麻木感，多伴有疼痛、皮肤蚁行感。

(3)感染引起的神经炎性麻木。是由于细菌分泌的神经毒素或病毒直接侵犯神经系统而引起肢体麻木，主要有白喉性神经炎、麻风性神经炎等，表现为肢体麻木、肢体感觉丧失。

(4)急性多发性神经根炎性麻木。患者先表现为发热及类似上呼吸道感染症状，1~2 个月后出现肢体远端麻木，呈对称性。同时肢体无力，严重的还会出现瘫痪、呼吸困难。

(5)脊椎骨质增生性麻木。这种麻木在老年人中相当多见，其主要原因是椎骨骨质增生压迫了椎管内神经。有些患者还可伴有肢体疼痛等感觉。

(6)骨髓病性麻木。某些骨髓病患者在早期可出现自下而上的肢体麻木，随病情加重向上发展，进而出现肢体活动不灵等症状。

(7)动脉硬化性麻木。多见于患脑动脉硬化的老年人。由于大脑组织特别是大脑皮层缺血，大脑的感觉和运动中枢发生了功能性障碍，从而导致相应部位的肢体麻木。这类麻木的特点多为一侧上肢或下肢或半身麻木，一般持续几小时至数天，如不及时治疗，会发展成半身不遂。

(8)自主神经功能紊乱性麻木。这种麻木部位多不固定，呈游走性，时轻时重，患者常伴有焦虑、烦躁、失眠、多梦、记忆力减退、心慌气短和周身乏力等症状，一般多能自愈。

颈椎病导致的肢体麻木，其范围与颈椎病的受累椎间的脊神经分布区域相一致。其中，手指麻木、指尖过敏和皮肤感觉减退的症状多见，许多患者主诉手指发麻、发木，好像蚂蚁在肢体上爬行。不同部位麻木的具体神经分布区域不同：颈1、颈2受累时可出现后枕部麻木，颈3神经受累时可出现耳部周围麻木，颈4神经受累时可出现肩部及上臂外侧麻木，颈5神经受累时可出现前臂背侧至虎口部皮肤麻木，颈6神经受累时可累及前臂桡侧至拇指麻木，颈7神经受累时可出现前臂掌侧远端及中指麻木，颈8神经受累时可出现前臂尺侧远端及小指麻木。

2 颈椎病患者会头晕吗？

头晕是临床常见的症状之一，有头昏、头胀、头重脚轻、脑内摇晃、眼花等感觉。头晕可由多种原因引起，最常见于发热性疾病、高血压病、脑动脉硬化、颅脑外伤综合征、神经症等。此外，还见于贫血、心律失常、心力衰竭、低血压、药物中毒、尿毒症、哮喘等。抑郁症早期也常头晕。头晕可单独出现，但常与头痛并发。头晕伴有平衡觉障碍或空间觉定向障碍时，患者感到外周环境或自身旋转、移动或摇晃。偶尔头晕或体位改变引起的头晕不会有太大的问题，如果长时间头晕，可能是重病的先兆，应予以重视。

引起头晕的原因常见以下几种：

（1）神经系统病变。如脑缺血病变、小脑病变、脑部病变、脑外伤、某些类型的癫痫等。此外，自主神经功能失调及某些神经症的患者也会常常感到头晕。

（2）耳部疾病。如耳内疾病影响到平衡而引起头晕。

（3）内科疾病。如高血压病、低血压病、各种心脑血管病、贫血、感染、中毒、低血糖等。

（4）感冒。有时感冒可能会有头晕的症状。

（5）颈椎骨退化。长期姿势或睡姿不良会造成颈椎增生、变形、退化，颈部肌肉扯紧，动脉供血受阻使脑供血不足，是头晕的主要原因。常伴颈部发紧、灵活度受限，偶有疼痛，头皮、手指发麻、发凉，肩痛，有沉重感，甚至伴有恶心、心慌等症状。

（6）贫血。如头晕伴有乏力、面色苍白的表现，应考虑贫血的可能性。消化不良、消化性溃疡、消化道出血及慢性炎症性疾病的患者均可继发贫血。

（7）血黏度高。高血脂、血小板增多症等均可使血液黏稠度增高，血流缓慢，造成脑部供血不足，引起疲倦、头晕、乏力等症状。目前该类疾病的发病率有上升趋势。

（8）脑动脉硬化。患者自觉头晕，且经常失眠、耳鸣、情绪不稳、健忘、四肢发麻。脑动脉硬化使脑血管内径变小，脑内血流下降，产生脑供血、供氧不足的症状，引起头晕。临床特点是头晕、睡眠障碍、记忆力减退三大症状，还有顶枕部头痛、轻瘫、言语障碍、情绪易激动等表现，一般病情缓慢发展。此类头晕的特点是体位转变时容易出现或加重。

（9）心脏病、冠心病。疾病早期，症状尚轻，有人可能没有胸闷、心悸、气短等显著不适，只感觉头痛、头晕、四肢无力、精神不易集中、耳鸣或健忘等。心脏停搏、阵发性心动过速、阵发性心房纤颤、心室纤颤等心脏病可导致急性脑缺血，表现为头晕、眼花、胃部不适、晕厥等。

（10）药物中毒。以链霉素、新霉素、卡那霉素、庆大霉素等的中毒为多。患者除头晕外，还有眩晕和耳蜗神经损害所致的感音性耳聋。慢性铅中毒多表现为神经衰弱综合征，以头晕、头痛、失眠、健忘、乏力、多梦为主要症状，又有体温降低、食欲减退等表现。

（11）功能性低血糖。亦可引起头晕、心慌、虚弱感，在空腹或用力时可有震颤，有时出现抽搐、意识丧失等。情绪紧张或过度换气时，由于二氧化碳排出量增加，可出现呼吸性碱中毒，脑细胞缺氧，引起头晕、乏力，患者感到面部和手足麻凉，间或有恍惚感。

（12）血管抑制性头晕。常因情绪紧张、疼痛、恐惧、出血、天气闷热、疲劳、空腹、失眠等诱发。患者常有头晕、眩晕、恶心、上腹部不适、面色苍白、出冷汗等自主神经功能紊乱，同时可能有血压下降、脉搏微弱。血管抑制性头晕多见于体弱的年轻妇女。直立性低血压指站立时出现头晕、眼花、腿软、眩晕，甚至晕厥等，常伴有无汗、大小便障碍。

头晕是发生概率很高的症状，但是其特异性并不高，单纯由颈椎病引起的头晕事实上很少。头晕不是颈椎病的典型症状，只有少数颈椎病会出现头晕。可是在看诊过程中，有头晕症状的患者在做过影像学检查证实其患有颈椎病后，往往忽视了其他可能导致头晕的疾病存在，主动将自身的头晕症状和颈椎病相联系，再加上一些不正规药品和保健品的广告宣传，造成"头晕是颈椎病的特异性症状"的假象。其实头晕不是颈椎病的特异性症状，也不是任何一种疾病的特异性症状。

3 身体部分肌肉不自主地跳动是颈椎病引起的吗？

身体不自主的肌肉跳动在大多数情况下不需要太在意。肌肉跳动在医学上被称为肌束颤动，是指单个肌群或某些肌纤维自发性细小急速地不规则收缩，肉眼可见局部皮肤和肌肉跳动或蠕动样运动，一般不引发关节运动。它是脊髓前角细胞或颅神经运动核或神经根的变性或刺激现象，也见于正常人剧烈运动之后。

绝大多数患者的肌肉跳动都是良性的，医学上称为良性肌束颤综合征，具有非常好的预后。良性肌束颤综合征是一种常见的神经系统症状，表现为身体局部肌肉出现不自主的肌束颤动。最多见于面部及四肢，不会进展为其他严重的神经系统疾病。肌肉跳动可以仅发生在局部一小群肌肉，如眼皮不自主跳动，也可以是广泛地累及肢体或全身。大多数人一生中都经历过一定程度上这种肌肉跳动情况。运动、急性病毒感染、焦虑及药物使用都可能引起良性肌束颤综合征。长时间运动是造成肌肉跳动最主要的原因之一。

一般来说，这种肌肉跳动不需要药物治疗，关键是心理和生理上放松休息。摄入充足的维生素 E 和维生素 C、胡萝卜素、硒和锌可以减少这种良性肌肉跳动的发生。另外，食用富含上述抗氧化物质的香辛味料，以及西红柿、蓝莓、海藻、卷心菜、甘蓝、花椰菜、柚子、洋葱、菠菜、山楂等食物都有助于减少肌肉跳动。

肌肉跳动也可能是一些神经肌肉疾病的信号。肌肉跳动如果伴随着肌肉无力与萎缩，应该尽快到神经内科门诊就诊。在严重的脊髓型颈椎病患者当中，由于颈段脊髓受压严重，导致上运动神经元受损，对下运动神经元的抑制作用减弱，可导致压迫颈段神经根支配区域的不自主肌肉跳动，甚至痉挛。严重到此程度的脊髓型颈椎病并不常见。

4 颈椎病引起的肢体无力有什么特点？

许多疾病都可以导致肢体无力，如从事体力劳动但饮食太淡，这是因为盐中的钠能加强神经肌肉的兴奋性；睡眠不足；消化系统功能障碍，使身体得不到足够的热量；嗜好饮酒，疲乏软弱有时是维生素 B_1 缺乏症者的前驱症状，嗜酒者易患此病；体力或脑力劳动者的肢体无力是一种正常的生理现象，但在稍微劳作后即感疲乏则需重视；糖尿病是最常导致肢体无力的疾病，由于糖代谢失常、高能磷酸键减少、负氮平衡、失水及电解质失衡等原因，易致肢体无力，且有口渴、消瘦、多食、多尿等症状；贫血常引起肢体无力，查血常规可知；慢性肾炎患者也常感肢体无力，故乏力、失眠、腰酸常是他们就医的主诉；肢体无力是甲状腺功能减退患者的起初症状，也是甲状腺功能亢进患者的常见症状；最明显的肢体无力见于重症肌无力，由于神经肌肉间传导障碍，故其横纹肌极易疲乏，稍经活动，迅速呈现无力状态。持续而迅速的动作更易引起肢体无力，疲乏感往往晨轻晚重，补充氯化钾后乏力可减轻。

在颈椎病中，由于脊髓位于椎管内部，它像主干道似的，从相邻椎体间隙发出神经根(也就是支路)，这些神经根进一步发出许多分支，分布到四肢，传导局部感觉，支配肌肉活动。在脊髓的前方有椎体和椎间盘，如果椎间盘向后突出压迫到脊髓，受压迫的那部分神经细胞因为缺血而受损，这部分神经所支配的功能就会出现障碍，如肢体无力、感觉异常等。

颈椎病导致的上肢症状主要为：手的动作笨拙、细小动作失灵（穿针、写字发生困难）、手抓握功能降低、持物坠落等；颈椎病导致的下肢症状往往是：脊髓型颈椎病若治疗不及时或治疗不当，有时可呈进行性加重，严重时可出现呼吸困难、大小便失禁、性功能丧失及痉挛性瘫痪等后果。

如果感觉经常有因各种原因（如过劳、睡眠不足、天气闷热、饥饿等）引起的软弱无力时，一方面要及时就诊，把四肢无力的感觉及其他不适无遗漏地告诉医生；另一方面不要过于紧张，因为病态的乏力必然伴有其他的不适，与医生很好地配合，做各种必要的实验室检查及其他检查，以便尽早查明病情，及时治疗。

5 颈椎病会引起肌肉萎缩吗？

在日常诊疗过程中，经常遇到一些患者说："大夫，前一个大夫说我得了肌肉萎缩，之前也看过其他大夫，说我得了颈椎病。我很困惑，这两个疾病有什么关系吗？感觉肌肉萎缩很严重，如果是颈椎病，我就放心了。到底哪个说法是正确的？我还有救吗？"

其实，肌肉萎缩只是一个症状，只要人体全身的肌肉或者部分肌肉出现萎缩，都可以称为肌肉萎缩。这个表象不能作为疾病的名称。

肌肉萎缩是指肌肉组织内的肌纤维变细，甚至消亡等导致的肌肉体积或容积的缩小。可以是全身性均匀萎缩，也可以是局限性的肌萎缩，要注意和生理性消瘦区别。肌萎缩患者由于肌肉萎缩、肌无力而长期卧床，易并发肺炎、压疮等。大多数患者出现延髓麻痹症状，对患者生命造成极大的威胁。

神经根型颈椎病是因单侧或双侧脊神经根受刺激或受压所致，表现为与脊神经根分布区相一致的感觉、运动及反射障碍。各种原因导致患者疼痛，活动减少，出现肌肉萎缩；各种原因导致神经受压，神经对肌肉的营养作用

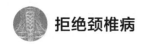

减少，也可出现肌肉萎缩。所以，严重的神经根型颈椎病，特别是导致患者疼痛剧烈的颈椎病更容易造成肌肉萎缩。

6 颈椎病会引起走路不稳吗？

由于致压物对锥体束的直接压迫或局部供血减少的缘故，脊髓型颈椎病患者临床上多表现为：先从下肢无力、拖步、双腿发紧（如缚绑腿感）及抬步沉重感等开始，渐而出现足踩棉花感、抬步打漂、跛行、易摔倒、足尖不能离地、步态笨拙及胸部束带感等症状，走路会出现不稳的情况。

脊髓型颈椎病是颈椎病中病理变化较为严重的一种类型，起病隐匿，临床症状极不典型，易造成临床误诊。因此，经常出现走路不稳时，要警惕自己的颈椎。

7 颈椎病会引起头痛吗？ 颈椎病性头痛有哪些特点？

日常生活中，头痛是一种非常普遍的现象。引起头痛的疾病有很多，如感冒会引发头痛，有时会伴有发烧、咳嗽等现象。临床上患者往往不会把头痛和颈椎病联系起来，但颈椎病确实会引发头痛。那么，如何才能根据头痛的特点，及时判断是否为颈椎病引起的呢？

颈椎病性头痛的特点有：

（1）病变均起源于颈椎。因急性颅脑外伤、急慢性颈部外伤、劳损、炎症及退行性病变等所致的颈椎病，寰枢椎损伤及失稳是颈源性头痛的首要因素，主要为其一侧第二颈椎横突，故其症状首发于一侧颈 – 枕部。头痛多局限于一侧，少见双侧或左右交替。

（2）头痛在持续性钝痛、胀痛或钻痛的基础上，时不时有难以忍受的发作性加重，历时数分钟至几天。

（3）若触压病灶痛点（颈2横突），可促发或加重疼痛，并自后枕向前额、太阳穴和眼眶，甚至同侧肩膀放射。

（4）头颈有典型的颈椎病表现，如颈肩背部发紧、疼痛，头颈活动明显受限，甚至伴有头晕、手麻、步态不稳等症状。

（5）少数患者可伴有头昏、恶心、呕吐、怕光、视物模糊及咽喉部堵塞感。

（6）颈椎病颈椎 X 线检查多显示齿状突偏移、枢椎棘突偏歪、椎间孔形态异常、齿状突骨折，甚至骨赘、颈椎间盘突出等。

头痛是颈椎病患者常见的临床表现。颈椎病引起的头痛的症状，根据患者的病变部位，受压的神经、血管等组织的不同及病变的轻重程度不同而有所不同。

颈椎病性头痛主要有以下几种类型：

（1）局部性头痛。颈椎病引起的局部性头痛，多呈钝痛或隐痛，少数患者表现为刺痛，这是由于颈椎椎间关节之间位置改变引起的颈部肌肉疲劳紧张，导致颈椎的结构稳定性失衡。多与睡姿不当有关，晨起多见。

（2）头痛伴有放射性的上肢痛。颈椎病性头痛的患者，伴有上肢的放射性疼痛，是神经根型颈椎病常见的症状。临床上主要表现为沿上肢向手部的放射性疼痛，是脊神经根受突出的椎间盘髓核或骨质增生的刺激、压迫或牵拉导致的。疼痛的分布区与所患病变部位的脊神经支配区相一致，多为刺痛，常伴有麻木感及感觉缺失。

（3）血管性头痛。颈椎病引起的血管性头痛，是椎动脉型颈椎病常见的临床症状，是由于颈椎病变导致椎动脉受到压迫或刺激，使椎动脉的供血不足而引起的。临床上常表现为偏头痛，且多为一侧。局限于颞部，发作短暂，呈跳痛或灼痛，常伴有眩晕及突然猝倒。每次发作多与旋颈或颈部侧弯有关。

（4）头痛伴有牵涉性内脏痛。颈椎病性头痛的患者，可出现牵涉性的内脏疼痛。这主要是颈椎病变部位受到压迫的神经，支配着内脏的感觉导致的。如头痛的患者伴有心绞痛与胃痛等症状出现时，应高度警惕颈椎病的发生。

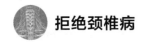

针对颈椎病引起的头痛，除药物和手术治疗外，在日常生活中，还有以下简便易行的建议：

(1) 改善与调整睡眠体位。颈椎病患者应该保持良好的、合乎生理要求的、有利于改善患者病理状态的体位。因为人每天有 1/4 ~ 1/3 的时间是在床上度过的，如果睡眠姿势不当，易引起或加重颈椎病；反之，如果注意改善与调整睡眠中的体位和诸多有关因素，亦可起到预防与治疗作用。其中，枕头是维持头颈正常位置的重要工具。所谓"正常"位置，主要是指维持头颈段生理曲线的体位。这种生理曲线，不仅是颈椎外在肌群保持平衡的保证，而且对保持椎管内的生理解剖状态也是必不可缺的条件。如果枕头的高低、形状与填充物等使用和选择不当，不仅会破坏颈椎椎管的外在平衡，也直接影响椎管内容积的大小和局部组织的解剖状态。因此，对于枕头的选择必须给予应有的重视。俗话说"高枕无忧"，实际并非如此。枕头过高会导致颈椎屈曲，加重椎间盘负担，可能会导致颈椎病。一般来说，枕头的高度在一拳左右比较合适。

(2) 纠正与改变工作中的不良体位。工作时的体位是十分重要但又经常被人忽视的问题。不良的工作体位，不仅影响患者的治疗与康复，而且是某些颈部疾患发生、发展与复发的主要原因之一。如在长时间低头工作的情况下，颈椎间盘内所承受的压力及对颈背部肌纤维组织的张力较自然仰伸位增大，再加上扭转、侧屈，局部的压力更大，加剧颈椎退变及纤维组织炎等。如果能及时纠正与改变工作中的不良体位，可获得一定的预防和治疗效果，缓解相应的症状。

8 颈椎病会引起偏头痛和耳鸣吗？

"医生，我这两天脖子僵硬活动受限，有些偏头痛，耳内轰鸣，只有当身体在颈部尽力向左这个体位时，耳朵才没有鸣叫，处于其他体位，便有耳鸣。我自己以为是眩晕，网上的咨询医生说我可能是颈椎病，麻烦您再帮我诊断一下。"

颈椎病患者的临床症状多种多样，偏头痛与耳鸣也是其症状。颈椎病为何会导致偏头痛与耳鸣的发生呢？

偏头痛是一种常见的慢性神经血管性疾病，其病情特征为反复发作一侧或双侧搏动性的剧烈头痛且多发生于偏侧头部，可合并自主神经系统功能障碍，如恶心、呕吐、畏光和畏声等症状，约 1/3 的偏头痛患者在发病前可出现神经系统先兆症状。偏头痛除疾病本身可造成损害外，还可以导致脑白质病变、认知功能下降、后循环无症状性脑梗死等。

耳鸣是累及听觉系统的许多疾病不同病理变化的结果，病因复杂，机制不清，主要表现为无相应的外界声源或电刺激，而主观上在耳内或颅内有声音感觉。主要病因包括：耳鼻咽喉科疾病、心血管疾病、代谢性疾病、神经科疾病、咽鼓管开放、血管源性病变、肌源性病变、颞颌关节病变或咬合不全。

椎动脉型颈椎病可引起偏头痛与耳鸣，其中以偏头痛最常见。偏头痛、耳鸣的发生与椎动脉供血不足导致的枕大神经、前庭神经的供血不足有关。

偏头痛也是交感神经型颈椎病的临床症状之一。当颈椎的病变部位位于颈椎的侧前方时，会压迫或刺激走行于此的交感神经，导致交感神经型颈椎病的发生。

9 头皮发麻是颈椎病的症状吗？

"医生，我脖子左侧有根筋感觉有些僵硬，几个月前拍片说是骨质增生，后来也做过多次针灸，但感觉没什么效果。最近一段时间，半夜总会醒来，而且醒后头皮常常发麻。这种头皮发麻是颈椎病引起的，还是睡眠质量不佳导致的呢？"

颈椎病是由于颈椎的退行性改变，引起颈椎的椎间盘突出、骨质增生，以及椎间关节结构紊乱等病理改变，导致神经、血管及脊髓等组织受到压迫或刺激而引起的相应的临床症状。除了神经根受到压迫会导致颈椎病患者出现头皮发麻的症状外，椎动脉受到压迫引起大脑供血不足也会引起颈椎病患

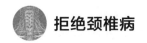

者出现头皮发麻的症状。

颈椎病引起头皮发麻的患者，如何才能准确地判断出病因是颈椎病呢？

在颈椎病引起头皮发麻的症状之前，多有颈肩肌肉酸痛不适及颈部活动受限的症状。除此之外，颈椎病引起头皮发麻的患者，还会伴有上肢无力，手里不能握物、可自觉下落，左右旋转头颈会引起偏头痛或眩晕，部分患者会出现猝倒的症状，还会出现下肢僵硬凝滞，似乎不听指挥，或下肢绵软，有如在棉花上行走的症状。

日常生活中出现头皮发麻，并伴有上述症状的患者，要及时到医院进行颈椎的系统检查，早日明确病因，并在医生指导下及时进行的正规治疗，远离头皮发麻带来的危害。

10 颈椎病患者会出现双手震颤吗？

生活中经常会看到一些人，尤其是老年人出现双手颤抖的现象，同时也存在肌肉萎缩，其病因大多是脑梗死、脑萎缩等老年性疾病。除此之外，有些中年人也存在这种情况，但并没有脑梗或者其他的脑部疾病。这究竟是什么原因呢？

手震颤是一种不由自主的、有节律的抖动，是由肌肉反复收缩和松弛引起的。每个人都有不同程度的震颤，称为生理性震颤，但大多数的震颤因太轻微而不被察觉。

颈椎病有几种类型，每种类型都会引起不同的症状。对于脊髓型颈椎病而言，它可以导致患者双手震颤。震颤在双手平举时更加明显，具体表现为双手不自主、不受控制地颤抖，往往一侧较重；如果手扶在桌子上或者墙壁上时，震颤会明显减轻或消失。除了双手震颤，大多数患者还有精细动作障碍、步态不稳、踩棉花感等症状。

那么，为什么颈椎病会引起双手震颤呢？这是因为高位颈髓受到椎间盘的压迫，上级神经元功能受损，下级神经元传输的指令就会出现错误，从而导致相应的临床症状，如肌肉活动不协调。这和高压电的传输类似，发电厂发出的电，其电压是很高的，在运输到千家万户之前需要一级一级降压，如果在降压之前电流不稳定，那么降压之后的电流也会不稳定，其结果就是电灯忽明忽暗。如上所述，颈椎病因为分型不同，其症状不尽相同，每个人的症状也就不完全一样。双手震颤这种症状在颈椎病患者中虽然不常见，但也是有的。

有一点需要注意的是，虽然颈椎病患者会双手震颤，但震颤多见于神经内科相关性疾病，比如脑卒中、帕金森病等。因此，出现双手震颤时，首先要排除神经内科的相关疾病，然后再考虑颈椎病。

11 颈椎病患者会出现眼睑下垂吗？

患眼部疾病要看眼科，如眼睑下垂、视力下降、流泪、眼胀痛等都是眼睛常见症状。然而这些症状中，有的根源却在颈椎。

眼睑下垂的病因非常多，涉及神经科、眼科和内分泌科。其中，发生于儿童的眼睑下垂主要原因包括先天性单纯性眼睑下垂、下颌瞬目综合征、重症肌无力、外伤等，发生于成年人的眼睑下垂的主要原因包括重症肌无力、慢性进行性眼外肌麻痹、甲亢性眼肌病、颅内动脉瘤压迫性眼睑下垂等，发生于老年人的眼睑下垂的主要原因包括老年眼腱膜退行性变、重症肌无力、脑梗死后睑下垂、糖尿病性动眼神经麻痹等。眼睑下垂是许多疾病的早期症状，应尽早明确诊断，针对病因进行治疗。

在一些颈椎病患者中，由于颈椎间盘退变和阶段性不稳定等因素，对颈椎周围的交感神经末梢造成刺激，产生交感神经功能紊乱，多数表现为交感神经兴奋状态，少数为交感神经抑制状态。

颈椎病所致的眼部症状虽繁多，但多与头部姿势有明显关系，如许多患者头部处在某一姿势时，眼部和颈椎的症状同时减轻或同时加重。因此，当眼部症状和颈椎症状同时出现时，应想到眼部的症状是颈椎病所致。

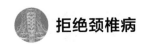

12 胸闷气短和颈椎病有关系吗？

在日常的工作生活当中，不少人都有过胸闷气短的症状，这种症状在中老年人中尤为常见，其中绝大多数人会自我诊断是心脏出了问题，去心内科门诊就诊、检查、开药，经过一系列的治疗症状并未缓解，从此忧心忡忡，担心自己得了不治之症。其实，颈椎病也可以引起胸闷气短、心慌等不适。

胸闷气短是一种主观感觉，即呼吸费力或气不够用。轻者若无其事，重者则觉得难受，似乎被石头压住胸膛，甚至呼吸困难并引起胸闷气短。

当颈椎病影响到通往头部的神经及椎动脉血管时，患者就会出现胸闷、气短、心慌等症状。但是有胸闷、气短等症状不足以诊断颈椎病，还需要排除心脏病的情况，如冠状动脉供血不足。冠状动脉供血不足的典型症状是由体力活动、情绪激动等诱发，患者突然感到心前区疼痛，多数为发作性绞痛或压榨痛，也可以是憋闷感，疼痛走行从胸骨后或心前区开始，向上放射至左肩、臂，甚至小指和环指，休息或舌下含服硝酸甘油可缓解。同时，胸痛放散的部位也可涉及颈部、下颌、腹部等位置。交感型颈椎病是由于颈椎椎间盘退变和节段性不稳定等因素，对颈椎周围的交感神经末梢造成刺激，造成交感神经功能紊乱，含服硝酸甘油类药物对其引起的胸闷、气短、心慌等症状无效。

13 颈椎病会引起口吃和进食呛咳吗？

一般来讲，当患者出现口吃和进食呛咳后，首先应该考虑是否为神经内科疾病，尤其是运动神经元病。运动神经元病是以损害脊髓前角、桥延脑脑神经运动核和锥体束为主的一组慢性进行性疾病。颈椎病也会引起口吃和进食呛咳。

在各种类型的颈椎病中，有一种少见的类型叫食管型颈椎病，可以出现以下表现：①吞咽障碍。早期主要为吞咽硬质食物时有困难感及食后胸骨后的异常感(烧灼、刺痛等)，渐而影响吞咽软食与流质饮食。轻度吞咽困难表现为仰颈时吞咽困难，屈颈时则消失；中度吞咽困难指可吞咽软食或流质饮食；重度吞咽困难者仅可进食水汤。②其他颈椎病症状。单纯的食管压迫型颈椎病患者少见，约80%的病例尚伴有脊髓、脊神经根或椎动脉受压症状，应对其进行全面检查。

14 颈椎病会影响患者睡眠质量，导致其记忆力减退、注意力不集中吗？

人们遇到睡眠质量差、记忆力减退、注意力不集中等问题时，自然而然地就会想到神经衰弱、生活压力大、精神负担重，更有甚者会联想到脑部肿瘤，所以就开始不停地寻医问诊，做各项相关检查，但是往往收获寥寥。再遇到这样的问题时，我们是否想想是不是我们的颈椎出了问题呢？

人体是一个复杂的有机体，很多身体、生理问题都会影响睡眠质量，导致人记忆力减退、注意力不集中的症状，同样，严重的颈椎病也会间接地或者直接地影响睡眠质量，导致记忆力减退、注意力不集中。颈椎病的分类中，部分椎动脉型颈椎病或交感型颈椎病患者会出现上述不适是因为：①常年的颈椎病导致肌肉僵硬、疼痛，患者疼得无法入睡，疼痛包括头颈、肩背酸痛，还有压迫颈部脊髓导致相应神经所管辖的内脏痛，如心绞痛、胃痛；②椎动脉受到压迫而使脑供血不足；③分布在颈椎附近的交感神经受到压迫，导致功能紊乱。交感神经刺激使人变得兴奋、颅内交感神经兴奋等。

那是不是患有颈椎病并且出现上述症状就可以明确诊断为椎动脉型颈椎病或交感型颈椎病呢？当然不是。还需要排除更年期综合征、神经症及抑郁症的可能。如果颈椎病同时合并这些疾病，就需要进行多学科综合治疗。在排除更年期综合征、神经症及抑郁症可能后，早期检查、早期治疗，效果还是不错的。

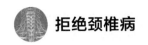

15 颈椎病和落枕有何不同？

颈椎病是指由于慢性劳损、急性外伤、脊柱退变等原因引起颈椎及其之间的关节、关节囊、韧带、椎间盘发生结构改变，出现颈椎失稳、骨质增生、韧带钙化等病理变化，或可进一步压迫、刺激颈神经根、颈部血管、脊髓而产生一系列如疲劳、疼痛、活动受限、肢体功能受损等症状。

落枕是指由于睡姿不良或枕头失宜，使颈肩部肌肉长时间被动牵拉，出现肌肉痉挛（多为胸锁乳突肌、斜方肌和肩胛提肌受累），进而表现为疼痛、颈部活动明显受限、颈部僵直等临床症状的一种病症，又称"失枕"。

简言之，颈椎病是颈椎及其周围软组织结构发生损伤，而落枕则是颈肩部肌肉的急性痉挛。

两者皆可通过推拿进行治疗，但由于落枕系颈肩部肌肉的急性痉挛，疼痛明显，故推拿手法宜轻柔。切忌强刺激或者强行扳动患者颈部的手法。

16 颈椎病和肩周炎有何不同？

在门诊经常能听到患者有这样的疑问："大夫，我脖子痛，肩膀痛，胳膊抬不起来，抬高一点就特别疼，并且洗脸、梳头都做不了。我是得了颈椎病，还是肩周炎啊？这两个疾病到底有什么区别呢？周围的朋友让我尝试了很多方法缓解，但都收效甚微。我该怎么办呢？"

肩周炎及颈椎病部分临床症状比较相似，所以很多人会将其混淆。

其实肩周炎的叫法并不是很精确，但是老百姓比较容易理解和接受，因此把肩膀周围的不适症状统称为肩周炎。肩周炎又叫五十肩、肩凝、冻结肩，是以肩部逐渐产生疼痛，夜间为甚，逐渐加重，肩关节活动功能受限而且日益加重，达到某种程度后逐渐缓解，直至最后完全复原为主要表现的肩关节囊及其周围韧带、肌腱和滑囊的慢性特异性炎症。50 岁左右的中老年人容易发病，女性发病率略高于男性，多见于体力劳动者。还有的是由于外伤引起的肩部周围肌腱劳损而发病(称为创伤性肩周炎)。

颈椎病和肩周炎均可以引起肩部和上臂部疼痛，但是需要鉴别。

1)疼痛性质及伴随症状

(1)颈椎病的疼痛常为麻痛、灼痛、放射性痛，多向手部放射，平躺可缓解，压住肩膀不痛，无肩关节活动障碍；肩痛伴颈项疼痛不适和颈项僵硬及颈项活动障碍，上肢及手指麻木疼痛，有时发麻的手指有感觉障碍。

(2)肩周炎患者在活动肩关节时，可诱发钝痛、酸痛，疼痛限于肩部，伴随肩关节的功能障碍，较为突出的是上举、外展和旋转动作受限，常累及肩膀(肩锁关节)及以下至上臂，不太会累及颈肩部及前臂。基本不会出现手指、手臂麻木。疼痛好发于肩关节前方、外侧和后方，活动肩关节时疼痛，也可有夜间痛，平躺缓解不明显，翻身压上去会痛。

2)肌肉萎缩

(1)颈椎病表现为肩、臂、手等上肢肌肉皆可萎缩，但以手部内在肌肉萎缩多见。

(2)肩周炎在肩周围的肌肉可有萎缩，如三角肌、肱二头肌、冈上肌等。

3)肩痛

(1)颈椎病以颈项、肩背疼痛不适为主，上肢上举抬高疼痛反而减轻，牵拉下垂时疼痛加重。疼痛为神经根性，多伴有放射性的手指麻木或麻。

(2)肩周炎以局限的肩痛为主，肩臂上举、外展和旋转运动时疼痛明显加重；以肩关节的功能障碍为特征，不能向患侧侧卧，多于夜间疼痛加重，无手指麻木的症状。

4)压痛点

(1)颈椎病在肩部无压痛点，肩背及颈项部有压痛，如椎旁肌、项肌在枕骨附着处，斜方肌、冈上肌、冈下肌、提肩胛肌、大小菱形肌、大小圆肌等处可有压痛点。

(2)肩周炎以肱二头肌长短头附着在肩部，压痛点沿三角肌前后或三角肌肱骨段压痛点最为常见，冈上肌腱通过的肩峰与肱骨大结节之间等处可有压痛点。个别患者在斜方肌、冈下肌、小圆肌等处有压痛点。

5）活动范围

(1)颈椎病的颈部活动可受限，肩关节活动正常。

(2)肩周炎的颈部活动不受限，肩关节活动受限(除部分肩袖撕裂)，上肢上举和向后动作受限。

6）X 线片

(1)颈椎病。颈椎多有排列及生理曲度异常，骨质增生等退行性病损。

(2)肩周炎。肩关节多正常。

7）核磁共振(MRI)

(1)颈椎病。基本有椎间盘变性突出，至少也有曲度变直。

(2)肩周炎。可有积液，肩峰下间隙狭窄，肩袖撕裂。也可以没有异常。

颈椎病与肩周炎关系密切。一些颈椎病的主要临床症状为肩部疼痛，同时合并肩周炎，因此颈椎病与肩周炎疾病的诊断需要特别仔细。肩周炎与颈椎病都是在中老年人中发病率最高，并且都有肩痛症状。有的患者病情不典型，有的患者因认识不足或选择了错误的治疗方法而耽误了治疗。

17 运动神经元病和颈椎病是一回事吗？

运动神经元病，又叫"渐冻症"，是一组病因未明的选择性侵犯脊髓前角细胞、脑干运动神经元、皮层锥体细胞及锥体束的慢性进行性神经变性疾病。临床特征为上、下运动神经元受损的症状和体征并存，表现为肌无力症状后3～5年内因呼吸肌受累导致呼吸麻痹或继发肺部感染而死亡。

运动神经元病的症状表现为：

(1)上运动神经元型的临床表现为肢体无力、发紧、动作不灵。由于病变常先侵及下胸髓的皮质脊髓束，所以症状先从双下肢开始，以后波及双上肢，且以下肢为重。肢体力弱，肌张力增高，步履困难，呈痉挛性剪刀步态，腱反射亢进，病理反射阳性。若病变累及双侧皮质脑干，则出现假性延髓性麻痹症状，表现为发音不清、吞咽障碍、下颌反射亢进等。本症被称为原发性侧索硬化症，临床上较少见，多在成年后起病，一般进展甚为缓慢。

（2）下运动神经元型的临床表现为手部小肌肉无力和肌肉逐渐萎缩，可波及一侧或双侧，或从一侧开始以后再波及对侧。因大小鱼际肌萎缩而手掌平坦、骨间肌等萎缩而呈爪状手。肌萎缩向上扩延，逐渐侵犯前臂、上臂及肩带。肌力减弱，肌张力降低，腱反射减弱或消失。肌束颤动常见，可局限于某些肌群或广泛存在，用手拍打，较易出现。少数患者肌萎缩从下肢的胫前肌和腓骨肌或从颈部的伸肌开始，个别患者也可从上、下肢的近端肌肉开始。

（3）上、下运动神经元混合型通常以手肌无力、萎缩为首发症状，一般从一侧开始再波及对侧，随病程发展，出现上、下运动神经元混合损害症状，称肌萎缩侧索硬化症。一般上肢的下运动神经元损害较重，但肌张力可增高，腱反射可活跃，并有病理反射。当下运动神经元严重受损时，上肢的上运动神经元损害症状可被掩盖。下肢则以上运动神经元损害症状突出。延髓性麻痹的患者，舌肌萎缩，震颤明显，而下颌反射亢进，吸吮反射阳性，显示上、下运动神经元合并损害。病程晚期，全身肌肉消瘦萎缩，抬头不能，呼吸困难，卧床不起。本病多在 40～60 岁发病，5%～10% 的患者有家族遗传史，病程进展快慢不一。

脊髓型颈椎病在临床上较为常见。当颈椎病的临床表现以运动症状为主时，易与肌萎缩侧索硬化症相混淆。但颈椎病除运动症状外，尚有感觉神经受压的临床或电生理表现，如麻木等，同时常伴有颈肩痛。因颈椎病不累及延髓，故吞咽功能及胸锁乳突肌不受累，亦无舌肌萎缩及纤颤，且若无腰椎间盘突出，一般不伴有下肢肉跳感。而运动神经元病则是脊髓前角细胞病变，是纯运动系统的疾病，病变波及脊髓全长，甚至延髓，所以受累的肌肉不仅分布在上肢，下肢和延髓支配的肌肉同样受累，感觉神经很少受累，也不会出现感觉症状。颈椎 MRI 可见与症状相对应的椎间盘突出或椎管狭窄。

第三章
颈椎病的西医治疗

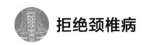

拒绝颈椎病

1 颈椎病的治疗原则是什么？

不正确的工作姿势会引发颈椎病，而对很多患者来说，一旦患上颈椎病，健康、生活、工作都会受到影响，因此一定要重视对颈椎病的治疗。

颈椎病的治疗要坚持以下几个原则：

(1) 原则性与个体性。临床上，由于颈椎病的发病原因各不相同，颈椎病患者的情况也有所不同，治疗时一定要坚持原则性与个体性相结合。对于不同的颈椎病患者，应当采取不同的方法，治疗方案应切实可行。

(2) 强调局部与整体。颈椎病往往表现为局部疼痛，实则是全身性病变。治疗时要做到局部与整体相结合。只有这样，才能有效发现颈椎病病根，并对症下药，达到彻底治疗颈椎病的目的。

(3) 熟悉颈椎病常识，了解颈椎解剖特点，做到科学预防与治疗颈椎病。对于颈椎病患者来说，一定要掌握颈椎自我保健方法，积极预防颈部疼痛发生，选择正确的方式治疗，而且应循序渐进，持之以恒。

(4) 提高生存质量，缓解患者痛苦。这是颈椎病的治疗目的，同时也是治疗原则。颈椎病是一种慢性疾病，其治疗过程是漫长的，需要患者坚持治疗。保证正常的生活，维护健康和劳动力，在延长寿命的同时提高生存质量，对于颈椎病患者的治疗来说非常重要。

(5) 坚持自我治疗。颈椎病的自我治疗是极为重要的，颈椎病患者要长期坚持，并接受科学指导，一定程度上能缓解颈部的不适和疼痛。像外贴治疗、牵引治疗、运动疗法、针灸治疗、药枕、康复锻炼等自我治疗方法，要根据不同病情，分类对待，对症治疗。

2 颈椎病的自我治疗方法有哪些？

随着生活节奏的加快，上班族也面临着各种各样的压力。长时间久坐，长期盯着电脑办公，很容易诱发颈椎病。那么，颈椎病的自我治疗方法都有哪些呢？

（1）选择合适的枕头。枕头的选择包含柔软度适中、支撑性好、符合颈椎生理曲度三要素。正确的坐姿是头部微仰，挺胸，自然放松。避免长期低头，需要遵循颈有枕、背有靠、肘有撑、腰有垫四要素。

（2）在颈椎病急性期的时候，需要制动休息和佩戴颈托。制动休息可以减少颈椎病症状进一步加重；佩戴颈托主要是固定颈椎于适当的体位，维持正常的生理曲度，支撑头部重量，减轻其对颈椎的压力，而且颈托还能起到有效的外固定作用，能明显减轻局部炎症和神经根水肿，有效缓解症状。需要注意的是，颈托需要严格佩戴，即下床后开始佩戴。当然，颈托也不能久戴，一般建议戴 3 周左右，否则会产生依赖，且容易造成颈部肌肉失用性力弱和萎缩。

（3）在颈椎病非急性期时，可以选择做颈椎操、运动或者热敷、牵引、理疗等方式。运动方面比较推荐游泳，特别是蛙泳（一周 2～3 次，每次 1h），还有放风筝（一周 1～2 次，每次 2h）。主要是这 2 种运动与平时低头动作相对抗，有助于锻炼颈部肌肉。牵引、理疗建议到正规医院找专业人士进行。需要长时间用电脑、批改作业、做手术等长期低头的人群要主动有意识地每隔 1h 打断 1 次，改做仰头动作或者颈椎操 10min。

（4）在进行上述自我治疗的时候如果症状加重，应该立即停止，及时到医院就诊，避免病情加重。还需要注意的是，如果在一段时间内经常出现落枕，或者胳膊不得劲，并伴有疼痛、麻木的感觉，或伴有头痛、头晕、耳鸣、恶心等不适，甚至走路容易发飘和跑偏等症状，提示颈椎病可能已发展到严重阶段，不可再选择自我治疗，建议到医院由专科医生进行检查和评估。

3　颈椎病有哪些治疗误区？

颈椎病患者一定要及时接受规范治疗，切忌因为选择了错误的治疗方式，对健康造成不必要的二次伤害。下面指出 5 种治疗颈椎病的误区：

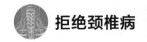

拒绝颈椎病

误区一：转头时颈椎经常发出响声，就认为自己得了颈椎病。

转头时之所以脖子会发出"咔咔"的响声，主要是因为颈部的韧带和骨骼发生摩擦，并非真正意义上的颈椎病。事实上，颈椎病是中老年人的常见病，年轻人患病的概率不高，但年轻时不良的生活习惯和长期伏案工作确实会增加将来患病的可能性。

误区二：脖子和肩部感到酸痛，就认为是颈椎病。

大部分脖子和肩部酸痛是肌肉疲劳所致，真正的颈椎病大多带有上肢放射性疼痛或麻木、双脚有踩棉感等症状。因此，不要把脖子和肩膀酸痛简单等同于颈椎病。

误区三：倒走、做瑜伽、做按摩等方法有助于缓解颈椎病。

从医学角度而言，颈椎病的病因是颈椎脊髓、神经根或椎动脉受压，倒走、做瑜伽、做按摩等方法对解决病因并没有直接的效果。相反，倒走会增加不慎摔倒而引发颈椎受损的风险；瑜伽中的许多动作如果不能控制好力度，反而会伤害颈椎；按摩推拿尽管能够缓解颈肩肌群紧张和痉挛，恢复颈椎活动，但对按摩手法的要求很高，不恰当的重力按摩和复位反而会加重症状，甚至导致截瘫。

误区四："低枕"或者趴着睡就能"无忧"。

目前，越来越多的人已经认识到"高枕无忧"是错误的观念，因此直接选择"低枕""理疗枕"，甚至俯卧着睡觉。趴着睡觉容易扭着脖子，造成颈椎在睡眠时保持弯曲状态。其实无论是仰睡还是侧睡，选择能保持颈部正常生理弧度的枕头最好。

误区五：脖子酸麻、胀痛、僵硬，以为不马上治疗不会有什么大问题，挺一挺、忍一忍就过去了。

这种情况持续时间一长，椎间盘严重挤压血管和神经，可能导致突发脑卒中、心肌梗死、瘫痪等，后果非常严重。有的患者患上颈椎病后，以为吃药就可缓解疼痛，其实那是治标不治本，不久又会复发；还有些患者选择到街头巷尾的按摩店做按摩，结果往往是花费不小，效果却不大。

4　如何对症治疗各型颈椎病？

1）颈型颈椎病的治疗

早期颈椎病主要表现为颈部和肩背部酸痛发紧、头痛、头晕、上肢麻木，程度较轻，这时可先不做特殊治疗，从以下几个方面进行调节：

（1）注意适当休息，避免睡眠不足。睡眠不足、工作过度紧张及长时间持续保持固定姿势等，将导致神经肌肉过度紧张，加重颈椎病症状。

（2）改变用枕习惯。颈椎的生理曲度（简称颈曲）并非一成不变。随着年龄的增长，颈椎会出现退行性改变、颈椎骨质增生，使颈曲发生改变，甚至使颈曲变直或反张弯曲；长期姿势不当、生活习惯不良，比如长时间低头工作、睡高枕或颈部受外伤、外感风寒时，颈椎的生理曲度也容易发生改变。颈曲的改变或消失，往往意味着椎体稳定性变差、椎间隙变窄、椎间孔变小、椎体退变、神经受压，以及颈伸肌慢性损伤。另外，颈曲消失也会导致黄韧带肥厚、项韧带损伤、椎体旁有关肌肉损伤等，进而诱发颈椎病变。这时，人很有可能出现头颈肩背疼痛或感觉麻木无力，甚至出现大小便失禁、瘫痪等一系列颈椎综合征。所以，正确使用枕头，无论是对颈椎病的预防还是治疗都具有非常重要的意义。

（3）积极锻炼，特别是颈肩背部肌肉的锻炼。正确锻炼可以强化肌肉力量，保持正常的颈椎生理曲度，增加颈椎生物力学结构的稳定性，促进血液淋巴循环，有利于颈椎病的恢复。

（4）热敷。热敷对于缓解局部神经肌肉紧张有一定作用。

2）神经根型颈椎病的治疗

（1）非手术疗法。各种有针对性的非手术疗法均有明显的疗效，其中尤以头颈持续（或间断）牵引、颈围制动及纠正不良体位有效。手法按摩亦有一定疗效，但应轻柔，切忌因操作粗暴而引起意外事件。不宜选用力度较大的推拿疗法。

（2）手术疗法。凡具有以下情况者可考虑手术：①经正规非手术疗法治疗

3 个月以上无效，临床表现、影像学所见及神经学定位相一致。②有进行性肌肉萎缩及剧烈疼痛。③虽然非手术疗法有效，但由于症状反复发作会影响工作、学习和生活。手术方式以颈前路侧前方减压术为宜，其不仅疗效佳，且对颈椎的稳定性影响不大。对伴有椎节不稳或根管狭窄者，可同时选用椎节间界面内固定术，将椎节撑开及固定融合。通过切开小关节达到减压目的的颈后路方式虽有疗效，但因术后易引起颈椎成角畸形，目前已逐渐被放弃。通过椎板从后方切除或刮除椎体侧后方的骨性致压物难度较大，且易误伤，无经验者不应选用。

3）脊髓型颈椎病的治疗

鉴于脊髓型颈椎病的病理改变，不经手术难以解除脊髓压迫，逆转和自限的机会不多，如果没有手术禁忌，应认作是手术适应证。关于手术进路是前路还是后路，范围减压，采取椎板成形以及是否采取融合固定有不同的意见。需强调如下问题：①明确脊髓病变的目标椎间，以便手术时有的放矢，有针对性；②在狭窄病变中心部位，由于椎管内没有缓冲空间，必须揭除或磨除致压病变组织，不能伸入咬骨钳咬除，以免伤害已处于病变状态的脊髓；③如椎间盘突出病变为破碎型，即软突出，应该选择前路减压，切除突出病变，包括游离碎片。

4）椎动脉型颈椎病的治疗

（1）非手术疗法。为本型的基本疗法。因颈椎不稳所致者采用此疗法，大多可痊愈而不留后遗症。

（2）手术疗法。主要是颈前路前方减压固定融合术。

5）交感神经型颈椎病的治疗

交感神经型颈椎病是由于颈椎失稳和颈椎变形导致交感链和脊髓内网络系统受到刺激，产生全身性、系统性的颈椎病，绝大多数需要保守治疗。颈托制动使用较多。通常需要制动 3 个月或更长时间，同时配合营养神经药物，调节神经药物及非甾体类抗炎药治疗。少数患者经保守治疗效果不理想，特别是颈椎有畸形的患者，可以采用手术治疗，稳定颈椎，缓解症状。

6）食管压迫型颈椎病的治疗

食管压迫型颈椎病是因颈椎骨质增生、椎间盘突出压迫食管所致，影响食道功能，表现为进食后胸骨烧灼样疼痛、吞咽困难，可给予保守治疗。若治疗后患者吞咽功能无改善，需考虑手术治疗。

5 如何物理治疗颈椎病？

治疗颈椎病的方法很多，如服用中药、西药，手术等，物理治疗也是其中的一种，而且这种治疗方法很受患者欢迎。那么，颈椎病的物理疗法都有哪些，又有什么好处呢？这种方法能帮助患者很好地恢复健康吗？下面我们来了解一下。

物理疗法简称理疗，是用物理因子对疾病进行治疗的自然疗法。物理因子包括日光、大气、水、泥等天然物理因子和电、磁、声、光等人工物理因子，将这些物理因子作用于机体，借助神经体液的作用，诱发全身性反应及颈椎局部反应，发挥防病治病作用。

颈椎病物理疗法的作用机制：

（1）使炎症吸收及消散。物理疗法可以消除软组织及神经根的炎症及水肿。

（2）改善局部血液循环。几乎各种物理疗法均可引起机体组织充血，充血改善了局部营养，增强了网状内皮系统功能，有消炎、止痛作用。肩关节周围炎患者肩部的肌肉、韧带、关节囊组织往往有变性、粘连，血液循环改善后可促进粘连吸收，使变性组织恢复弹性。对颈椎病患者，则可改善脊髓、神经根及颈部软组织的血液供应和营养。

（3）解痉镇痛。物理治疗的温热作用对肌肉痉挛引起的疼痛可有效缓解。由于充血，局部贫血消失，引起疼痛的微小动脉痉挛也消失，感觉神经的过敏状态亦可因血运的增加而消除，这些都有利于缓解疼痛。

（4）兴奋作用。理疗可兴奋神经系统及肌肉组织，适用于肌肉萎缩和神经麻痹及皮肤感觉障碍的患者。

(5) 延缓及减轻椎间关节、关节囊、韧带的钙化和骨化过程。

(6) 增强肌肉张力，改善小关节功能，减轻或消除颈椎不稳。

(7) 松解粘连，软化疤痕。

(8) 改善全身的钙、磷代谢及自主神经系统功能。

值得注意的是，理疗可以在一定时间和程度上缓解症状，但不能从根本上解决问题。

6 颈椎病的常用药物有哪些？

颈椎病是一种老年性退行性病变，虽然药物遏制其发展的可能性极小，但可以通过药物减缓病理改变和疼痛等症状。下面就来说说颈椎病的常用药物。

(1) 非甾体类抗炎药。镇痛和消炎的机制是阻止炎症物质的形成和释放，有中等程度的镇痛作用。镇痛作用部位主要在外周，对慢性疼痛如关节肌肉疼痛、头痛、牙痛等效果较好。

常用药物：双氯芬酸片，胃十二指肠溃疡患者禁用；洛索洛芬，胃十二指肠溃疡患者禁用；塞来昔布，对磺胺过敏者禁用；依托考昔。上述药物均采用口服的方式。

塞来昔布和依托考昔是目前最新的非甾体类抗炎药，其止痛效果与一般的非甾体类抗炎药相当，但对胃肠道的损害比一般的非甾体类抗炎药要小；其对凝血的影响很小，长期使用安全性较好。

外用药物：扶他林乳胶剂。局部外用，对于颈椎病患者的颈肩背部疼痛有较好的疗效，对于急性肌肉关节扭挫伤有较好的缓解疼痛、消除肿胀的作用。外用乳胶剂禁止接触眼和黏膜，严禁口服；只适用于无破损皮肤表面，忌用于皮肤损伤或开放性创口处。

(2) 弱阿片类镇痛药。曲马多缓释片（商品名为奇曼丁）属于中度疼痛的镇痛药，适用于颈椎病患者的颈肩臂痛及其他原因导致的肌肉关节疼痛。在非甾体类抗炎药效果不佳时，可单独使用或和非甾体类抗炎药合用；对因各种原因不能使用非甾体类抗炎药的情况，包括过敏、有活动性的胃十二指肠溃疡、服用非甾体类抗炎药后出现严重的胃痛及胃烧灼感等不良反应者，应当单独使用曲马多缓释片。

（3）神经营养药物。甲钴胺（商品名为弥可保、奇信等）0.5mg，每天3次。甲钴胺是一种内源性的辅酶 B_{12}，可促进卵磷脂的合成和神经元髓鞘形成，参与脑细胞和脊髓神经元胸腺嘧啶核苷的合成。

（4）肌松弛剂。乙哌立松片是一种中枢性骨骼肌松弛剂，能同时作用于中枢神经系统和血管平滑肌，缓和骨骼肌紧张，减轻肌肉的灵敏度，缓解骨骼肌紧张，并且通过扩张血管而改善血液循环，从多方面阻断紧张亢进—循环障碍—肌肉疼痛—肌肉紧张亢进的恶性循环。

颈椎病止痛药的使用原则：

（1）按时给药。就是按药物的有效作用时间，定时给药，在此基础上有疼痛出现时可临时追加。如果因为患者暂时不痛就停止服药，可能会降低药物的镇痛作用，增加药物的毒性作用和不良反应。

（2）个体化用药。是指用药剂量不要千篇一律，应以能使患者获得有效镇痛作用来调整。由于存在个体差异，不同人群、不同性别、不同年龄的患者，对药物的敏感性会有一定的差异，因此用药剂量不应当受推荐剂量标准的限制。一般来说，除了第3阶梯的阿片类药物可以在使用中根据患者的情况增减剂量外，第1阶梯的消炎止痛药剂量不宜过分增加，否则可能会大大增加药物不良反应。

（3）尽可能口服给药。口服给药最简便、经济，有自理能力的患者可在医生指导下进行，不必去医院注射治疗，而且口服给药痛苦小，不易产生不良反应，容易为患者接受。

（4）注意处理其他问题。对于颈椎病患者和其他肌肉关节疼痛的患者来说，各种疼痛常导致患者焦虑、失眠等，适当地使用镇静催眠药如安定等或能缓解肌肉痉挛性疼痛的药物，可以加强止痛药的止痛效果，改善患者的睡眠状况，减少其他止痛药的用量、毒性反应和不良反应。

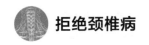

7 颈椎病的手术指征有哪些?

有不少颈椎病患者,由于对手术不了解而害怕,一拖再拖,直到症状很重以后才去就诊,错过了最佳手术时机,导致术后恢复效果不理想。那么,什么程度的颈椎病患者需要手术治疗呢? 什么是最佳的手术时机?

颈部经常疼痛其实是颈椎周围肌肉劳损、肌力和耐力下降的表现,必须在这一时期应用主动抗阻运动疗法治疗,提高肌力和耐力,阻断其病理机制,将颈椎病消灭在萌芽状态。

从广义上说,最佳治疗时机就在当下。不管属于哪一种类型的颈椎病,必须尽快治疗,不能拖延时日。对于颈椎不稳导致的眩晕,必须尽快采取有力的措施增强颈椎的稳定性,否则会产生骨质增生压迫神经,使疾病向更加严重的情况发展的后果。如果已经有骨质增生压迫神经了,必须尽快采取方法减轻神经压迫,同时必须应用有力的措施增强颈椎的稳定性,只有颈椎的稳定性增强了,才能取得较好的长期疗效,也才能防止疾病复发和加重。目前,在保守治疗方法之中,只有通过有效锻炼,增强颈椎周围肌肉力量和耐力才是稳定颈椎的方法。

颈椎病手术治疗的目的在于减压和重建颈椎稳定性,因手术复杂且有一定风险,要从严把握其手术指征。

(1)颈型颈椎病。原则上不需手术,极个别经长期非手术疗法无效且严重影响正常生活或工作者可考虑手术。

(2)神经根型颈椎病。建议优先采用颈托制动、充分休息、口服药物和做物理治疗。但是有一些情况要考虑手术:①正规而系统的非手术治疗 3~6 个月无效,或非手术治疗虽然有效但反复发作而且症状严重,影响正常生活或工作者;②有明显的神经根刺激症状,急性的剧烈疼痛,严重影响睡眠与正常生活者;③由于神经根受到压迫刺激导致其所支配的肌肉进行性萎缩者。另外,有的患者开始时剧烈疼痛,突然有一天不疼了,但手上没有力量,肌肉瘫痪了,这时应及时咨询医生,不能等肌肉瘫痪时再进行手术治疗。

（3）脊髓型颈椎病。与神经根型颈椎病不同，绝大部分脊髓型颈椎病都需要手术治疗，保守治疗无效。这种主要表现为肢体无力麻木、两手不灵活、步态不稳并伴有踩棉花感等，是一种严重类型的颈椎病，如果不治疗，有60%～80%的患者病情将越来越严重，最终结果是瘫痪。所以患这种类型的颈椎病患者，一经确诊又无手术禁忌证应及时手术治疗。病情越轻，手术越早，效果越好。如果神经已经坏死，即使手术也不能挽救。对于椎管较宽而症状较轻者，可以适当采取一些非手术治疗，并定期随诊，若治疗无效或症状加重则应尽快手术治疗。

（4）椎动脉型颈椎病。颈源性眩晕有猝倒史，经非手术治疗无效者；经颈椎椎动脉造影或核磁共振椎动脉显影，证实了椎动脉型颈椎病的诊断，保守治疗效果不明显者。这两类患者需尽早手术治疗。

（5）交感神经型颈椎病。主要是头晕头痛、心慌胸闷、恶心呕吐、眼痛眼胀、视力模糊、血压忽高忽低等症状。虽然多数人主张保守治疗，但是在实际临床中发现，交感神经型颈椎病保守治疗经常无效，病情非常容易反复。此类患者主观症状多种多样，与神经症、更年期综合征等难以鉴别。某些患者甚至可能并发精神心理因素而夸大症状，非常容易误诊。并且因为此病症状复杂，大多数患者通常游走于神经内科、心血管科、消化科、耳鼻喉科，长期得不到正确的诊断和治疗。症状严重、反复发作、痛苦异常的患者，可以行常规手术；病情轻型的患者选择低温等离子微创介入治疗，大多可获得疗效。

（6）其他型颈椎病。如因椎体前缘突出的骨赘向前方压迫与刺激食管引起吞咽困难，经非手术疗法无效者，可以行手术将椎体前缘突出的骨赘切除，解除对食管的压迫。

颈椎手术不受年龄的限制，但必须考虑全身情况。若肝脏、心脏等重要脏器患有严重疾病，不能耐受者，应列为手术禁忌证。晚期颈椎病患者，或因颈椎病导致瘫痪卧床数年、四肢关节僵硬的患者不宜选择手术治疗。手术对提高生活质量没有帮助时也不宜手术。若颈部皮肤有感染、破溃等情况，需在治愈这些局部症状后再考虑手术。

8 使用颈托对颈椎病患者有帮助吗?

(1)使用颈托的作用。佩戴颈托可适当固定制动颈椎,限制颈部的过度活动,减少不稳定因素,支撑头部重量,增加颈部的支撑作用,使颈部肌肉休息,缓解和改善椎间隙的压力状态,减少椎间关节相互刺激和摩擦引起的创伤性反应等。对于颈椎病患者来说,颈托制动在非手术保守治疗期间是非常重要的措施。部分患者仅用颈托保护可使症状好转,与卧床休息、理疗、牵引、消炎止痛药物等配合治疗,能取得更好的疗效。在手术前采用这种非手术治疗方式,为手术创造了必要的条件,也为术后采取固定、制动措施做了准备;术后则可减轻手术局部及邻近部位的创伤性反应,限制颈部活动,防止植骨块压缩或脱出,促进骨融合和患部软组织愈合。颈椎手术后,局部伤口(1~2周)、肌肉(1个月)、骨质(3个月)和神经功能(6~12个月)均需要一定时间恢复愈合。在肌肉愈合之前,使用适当的颈托保护颈部,主要目的是纠正姿势、促进软组织愈合。1个月内颈部可以适当活动,1个月之后颈椎可自由活动,3个月时可以恢复正常锻炼。

(2)使用颈托的正确方法。①戴好颈托后,应该使颈椎固定于中立的位置,系结不宜过紧,太紧有喘不过气来的感觉,太松起不到固定作用,调整到患者感到舒适为止。使用时可在颈托里垫上棉质的小毛巾或纱布,防止引起下颌和颈部溃疡;走路时由于头不能低,要小心慢走,以免摔倒。②治疗过程中应该持续戴着颈托。可以起床后使用,晚上睡觉时取下。③使用颈托期间配合其他治疗方法,可以起到相辅相成的作用。④刚开始佩戴时,不少患者有不适感,需要有一个适应的过程。⑤在使用颈托的过程中,如果患者的症状加重,应尽快到医院复诊,由医生及时检查,分析症状加重的原因。

(3)佩戴颈托的时间。①椎间盘切除植骨融合内固定手术对骨性结构破坏少、内固定又比较牢靠,对于1~2个间隙的手术,一般情况下术后严格佩戴颈托2~3周,3~4周内在家中或室内活动时可以不戴颈托,外出和乘坐交通工具时需要佩戴，6周以后可不用再戴。对于3~4个节段的长节段手术，需要4周较为严格的佩戴颈托时间，6~8周后可以去除颈托。②椎体次全切除植骨融合内固定手术对骨性结构破坏稍多，一般情况术后颈托严格佩戴的时间是4周，4~6周在家中或室内活动时可以不戴颈托，外出和乘坐交通工具时需要佩戴，6~8周后即可不用佩戴（若切除3个椎体及以上则需戴足12周）。③颈椎人工椎间盘置换手术后1周需要每天佩戴颈托，1~2周在家中或室内活动时可以不戴，外出和乘坐交通工具时需要佩戴，2周以后可不用戴。④颈椎后路单开门椎管减压手术患者一般情况下需要严格佩戴颈托2周，2~3周在家中或室内活动时可以不戴，外出和乘坐交通工具时需要佩戴颈托，3~4周后即可不用佩戴颈托。⑤颈椎后路单纯椎管减压手术或减压结合内固定手术患者在一般情况下需要严格佩戴颈托4周，4~8周在家中或室内活动时可以不戴，外出和乘坐交通工具时需要佩戴，8周以后即可不用戴。

9 颈椎病对患者的心理有什么影响？ 对症措施有哪些？

颈椎病发病之后，由于发病的程度、出现的时间、患者身体体质的不同等，导致颈椎病的危害也不一样。日常生活中，很多颈椎病患者发病的时候病情都比较轻，导致颈椎病不受重视。随着时间的不断推移，病情越来越严重，并且出现恶化的情况，如果没有获得及时的治疗，除了身体上的损伤之外，对于患者的心理伤害也是非常大的：颈椎病容易导致失眠、烦躁、易怒、焦虑及忧郁等不良情绪的出现，严重威胁患者的身体健康情况。临床通常注重消除颈椎病患者的躯体症状，对颈椎病伴发的心理障碍关注较少，也较少注意颈椎病患者的不良心理状况对颈椎病疗效的影响。相关学者研究表明，颈椎病等躯体疾病的发生发展过程会引起患者心理上的改变和异常，对患者心理健康状况等诸方面产生负面影响，即心理因素与躯体不适会产生相互作用：躯体不适会使抑郁状态加重，不良情绪又会加重躯体不适症状。

颈椎病属于慢性病，被称为"21 世纪不死的癌症"，并且会反复发作，有些患者可能治疗一段时间后因症状没有明显改观而产生悲观情绪，失去继续治疗的耐心，是非常不利于颈椎病康复。患了颈椎病，保持良好的心态非常重要。

(1) 接受正确的心理引导。对于颈椎病患者而言，治疗期间接受正确的心理引导尤为重要。在颈椎病患者的治疗中，尤其是晚期颈椎病患者、手术失败的颈椎病患者，很容易滋生悲观厌世的情绪，家属必须加强引导，使患者多接触社会，培养其生活兴趣，树立治疗颈椎病的信心，继续进行有效的治疗。

(2) 消除悲观心态。脊髓型颈椎病可能会导致瘫痪，心理脆弱的患者将此看得相当严重，一旦效果不明显，难免会产生悲观情绪。其实，颈椎病出现的各种症状是可以治疗的，一定要调整好心态，树立信心。病情严重的患者，只要结合自身的具体情况，选择合适的治疗方案，及时治疗，持之以恒，一定会收到好的疗效。

(3) 消除急躁情绪。颈椎病的发病是一个缓慢的过程，病症的出现是长期伏案工作、劳累受寒等多方面因素导致的，症状也是渐渐形成的，所以治疗效果不可能立竿见影。对此应该树立良好的心态，耐心持久地进行颈椎康复治疗和对颈椎的保健，这样才能预防颈椎病的复发或者减轻病症。过分的心情急躁，不利于治疗，更不利于自身健康，甚至可能诱发其他病症。

(4) 避免轻视心理。有些颈椎病患者确诊得比较早，或者前期属于轻度颈椎病，对日常生活或者病情无明显影响，就认为没有什么问题。这种轻视的态度是不可取的。颈椎病由于局部退化产生病理改变，不同的人会有不同的症状表现，早期如果不及时治疗可能会导致病情急剧加重。

(5) 树立信心。颈椎病的治疗一般有一个较长的过程，而且会很麻烦，因此在治疗中，患者应该树立战胜疾病的信心，放下思想包袱，积极主动地配合医生，促进身体康复。

术后患者手术伤口的疼痛及颈部制动，不同程度地会造成患者内心的恐惧、焦虑等，特别是术后神经功能症状不能完全恢复时，患者恐惧心理会更加严重。所以，术后患者的心理调整尤为重要。患者术后返回病房，医护人员会向患者及家属交代注意事项及可能出现的情况，告知其各种状况出现时需要做的事情，让患者事先对各种可能发生的情况有初步的了解。即使出现一些情况，作为患者和家属，需要做的就是及时向医护人员反映病情，得到合理有序的治疗。术中伤口牵拉导致的局部组织水肿，术后会出现一些术前没有的症状，如疼痛、麻木、酸胀等，随着时间的推移及患者的康复，这些症状会慢慢消失。

颈椎病患者的治疗应该从多方面考虑，进行有效的心理治疗也是有必要的，患者应该保持积极的治疗情绪，这样才能对治疗起到非常有效的帮助。值得一提的是，将患者的心理调整至最佳状态可达到最佳康复效果，但这需要患者家属的主动参与。

10　颈椎病患者家属在日常生活中需要注意什么？

很多颈椎病患者长期患病，作为颈椎病患者的家属，容易对其长时间的患病状况产生麻痹心理，甚至产生"反正都这样了"等无所谓态度，给颈椎病患者造成"失去家人关心"等心理感情创伤，不仅会对家庭和睦产生影响，甚至会让患者对疾病产生消极态度和轻生想法。

颈椎病是一种常见病，而且病程比较长，作为颈椎病患者身边的亲人，应该在生活上尽力多关心对方，并积极帮助其寻找治疗方法，鼓励其对抗病魔。

在颈椎病发病初期，或者久病后突然急性发作的时候，要让患者及时休息。颈椎病急性期的休息很重要。休息可以使颈部肌肉、韧带得以放松，缓解颈椎病急性发作期颈椎肌肉痉挛，促进颈椎病由于神经血管受压后的神经水肿和炎症消退等症状的缓解。症状缓解后，颈椎病进入缓解期，但是对神经的压迫一样存在，颈椎病只是处于一种暂时静止状态，这个时候家属要叮嘱患者在工作上不宜过于劳累，要注意增加比正常人多 2/3 的休息时间，不能因为症状好转了就麻痹大意，因为稍不留意就有可能引起症状重新出现。

拒绝颈椎病

颈椎病患者惧怕寒冷刺激，尤其是冷空气刺激可能引起颈椎病症状持续发作，所以颈椎病患者家属不要因为自己贪凉而将空调调太低，或者将风扇对着患者吹。在饮食上面，颈椎病患者最怕油腻、生冷、刺激性食品，作为颈椎病患者的家人朋友，一定要顾及颈椎病患者的身体状态。颈椎病患者居住环境应该干爽通风，浑浊的空气会使颈椎病患者脑缺氧加剧而加重头晕，家属应该帮助患者做好房间通风措施。颈椎病患者容易烦躁，久病以后心理压力很大，可能会烦躁易怒，动不动就发脾气等，家属应该尽量多一些关心，在语言上时刻注意不要伤害到患者，即使患者不对也要心平气和，更不能因为患者生病就"嫌弃"他。

第四章
颈椎病的中医治疗

1 从中医角度来看，为何会得颈椎病？

我们从现代医学的角度已经了解到造成颈椎病的原因，那么肯定有人好奇中医是如何认识颈椎病的，从中医角度来看我们是如何患上颈椎病的？中医将颈椎病归属于"项痹病""筋病"等范畴，认为颈椎病与人体经脉气血有密切关系，经脉不通就会导致疼痛。从中医理论来讲，导致项痹产生的原因有以下几个方面：

（1）感受风寒、湿邪。久居风、寒、湿之地，或夜卧盖被不严，或气温骤降，不加衣被，或汗出当风，或空调温度过低等原因导致人体感受风、寒、湿之邪，邪入经脉，导致经脉痹阻不通，气血运行不畅，不通则痛，引发肢体与关节的疼痛、酸麻、屈伸不利等。

（2）自身禀赋不足，肝肾亏虚、气血不足。中医讲肝主筋、肾主骨，人体筋骨生长发育与肝肾的盛衰关系密切，若久病体虚，容易导致肝血不足，肾精亏损，经脉失去濡养，出现肢体筋脉迟缓，手足痿软无力，不能灵活运动。肝肾亏虚、气血不足除了会引起肢体不利等症状外，还有耳鸣、目眩等表现。此外，肾虚不能养肝，导致肝阴不足、肝阳上亢也能引起眩晕。肝肾亏虚、气血不足型颈椎病包括椎动脉型、神经根型、脊髓型颈椎病的多数症状。

（3）外伤所致。因跌扑、闪挫等对筋、骨、皮肉损伤所致的颈肩痛，因闪、挫所致的筋络、筋膜、肌肉等软组织受伤及关节错位造成的骨错缝、筋出槽。

（4）慢性劳损所致。由于长期低头伏案工作或者不良姿势导致颈部肌肉、筋骨超过其耐受范围和抵御能力，颈部出现慢性积劳性损伤，日久出现颈部肌肉、筋骨形态结构改变，运动不协调，屈伸不利，甚至活动受限。

2 颈椎病有哪些中医分型？

引起颈椎病的原因有很多，中医根据其病因病机，将颈椎病又分为不同的证候类型。

(1)风寒湿阻络型。表现为起病突然，多因受凉而发，颈、肩、背及上肢疼痛酸楚，有拘急感，项部僵硬，活动不利，或不敢活动，颈部怕凉，畏寒喜热，得热痛减，遇寒加重，颈椎旁可触及软组织肿胀结节，舌淡，苔薄白，脉浮或紧，常见于颈型和神经根型颈椎病。治则以温经通络、祛寒除湿为主。

(2)气血两虚型：表现为颈、肩、背及上肢疼痛，隐隐作痛，上肢麻木，活动无力，劳累后加重，休息减轻，多伴有身倦乏力，头昏、眩晕，视物模糊或视物目痛，纳差，舌淡，苔薄白，脉沉细无力，常见于椎动脉型颈椎病，治则以益气养血、醒脑通络为主。

(3)肝肾亏虚型：表现为颈背酸痛，软弱无力，上肢隐痛、麻木，头晕目眩，与头颈活动有关，伴有腰膝酸软、耳鸣、耳聋，舌淡，苔薄白，脉沉细或弦细，常见于椎动脉型和交感神经型颈椎病。治则以培补肝肾、益气养血为主。

(4)气滞血瘀型。常见于外伤、劳损后引起，表现为颈、肩、背疼痛，向上肢放射，疼痛为胀痛、刺痛，疼痛较重，拒按，颈部因疼痛不敢活动，项部僵直，舌质紫暗有瘀点，脉弦或细涩，常见于颈型颈椎病，治则以祛瘀活血、通络止痛为主。

3 颈椎病与中医经络有什么关系？

经络可以看作是人体中四通八达的交通网络，是一个纵横交错、沟通内外、联系上下的整体，是气血运行的通道，也是脏腑与体表及全身各部的联系通路。人体中的五脏六腑、四肢百骸及皮肉筋骨等组织的相对平衡和生理活动都是依靠经络系统的联络沟通完成的。人体内部生病时，会通过经络反映出来，而外面的致病因素也会通过经络入侵人体内部；人体患有某些疾病的时候，常常会在其经络循行路线上出现明显的压痛、结节或者条索状的反应物。

经络系统是中医治疗疾病的重要理论基础，经络与颈部关系密切。中医认为"不通则痛"，颈椎病产生的疼痛就与颈项部经脉瘀阻，造成经络气血运行不通畅有关。例如：①手阳明经病会造成颈外侧、肩及上肢前外侧疼痛、麻木，直至示指，上肢前外侧可有压痛；②手少阳经病会造成颈外侧疼痛，上肢外侧疼痛、麻木，可向中指、环指放射，上肢外侧中部可有压痛；③手太阳经病会造成颈后外侧疼痛，上臂后侧、前臂尺侧疼痛，可连及小指；④督脉病会有头后部、颈后正中线酸痛不适，有时可能一经发病，也可能多经同时发病，故治疗时采用辨证施治的方法，会使治疗更具有针对性。

4 颈椎病患者可以选择哪些中医治疗手段？

中医治疗颈椎病的方法包括内治法和外治法，内治法是采用中药内服的方法，外治法有针刺、推拿按摩、中药外敷、艾灸、拔罐、刮痧等多种方法。

(1) 中药内服。中药内服是中医治疗常用的方法之一，可以根据患者的体质、病情和病因进行个性化配方，达到治疗目的。治疗颈椎病可根据不同病机导致的不同症状表现，选用不同功效的药物，如强健筋骨、活血化瘀、补益气血、祛风除湿的中药，减轻局部肌肉紧张程度，改善血管功能，促进局部血液循环，缓解疼痛症状。

(2) 针刺。针刺是中医传统的治疗方法之一，通过针刺颈项部穴位调节人体气血运行，达到治疗效果。

(3) 推拿按摩。推拿按摩是中医常用的治疗方法，通过推、拿、按、揉等手法刺激穴位和经络，促进气血畅通，缓解疼痛。

(4) 中药外敷。中药外敷是将中药制成药膏或贴剂敷在患处，通过皮肤吸收和药物渗透，达到治疗效果。

(5) 艾灸。艾灸是通过将艾叶等药物点燃后对患处进行熏熨，借助其温热刺激起到温通气血、扶正祛邪的治疗作用。

(6) 拔罐。拔罐是以罐为主要工具，通过燃烧、抽吸等方式造成罐内负压，使罐具吸附到皮肤上，使局部气血积聚，具有活血通络止痛、温经行气散寒的作用。

（7）刮痧。刮痧是用特制的刮痧工具在体表进行相应的手法刮拭，防治疾病。

需要注意的是，中医治疗方法需要根据具体情况进行选择和搭配，不同的治疗方法也会有不同的适应证和注意事项。接受中医治疗时，应该咨询专业医生，遵循医生的建议，以达到最佳的治疗效果。

5 颈椎病为什么可以采用针刺治疗？

在接受针刺治疗后，很多颈椎病患者都反馈效果不错，针刺疗法也越来越被大家接受和认可，小小的一根针治疗颈椎病为什么会有这么神奇的效果呢？针刺作为中医的一种治疗手段，其基本原理是使用不同的针具，通过一定的手法刺激人体的穴位，调节人体的气血和内分泌系统，以达到治疗疾病的目的。具体来说，针刺可以刺激神经末梢，引起局部组织的生物电变化，影响机体的生物化学反应，改善局部血液循环和微循环，增强免疫力，促进身体自我修复能力，达到治疗疾病和保健的目的。针刺还可以调节中枢神经系统和内分泌系统，改善情绪和精神状态，缓解压力和焦虑等不良情绪，同时还具有良好的安全性和较少的副作用。因此，针刺被广泛应用于各种疾病的治疗和预防，特别是在慢性病和疼痛病方面效果显著，受到人们的普遍认可和欢迎。

针刺疗法作为中医学的一个重要组成部分，目前被广泛应用于颈椎病的治疗。针刺的治疗作用包括：

（1）止痛镇静。现代研究证实，针刺一方面能使致痛物质如血浆游离5-羟色胺的含量显著下降，另一方面可激发机体产生内源性吗啡样物质而参与镇痛过程。华佗夹脊穴腧穴层次解剖显示，每穴下具有相应椎骨下方发出的脊神经后支分布，针刺华佗夹脊穴能直接作用于病变部位的神经周围，调整神经功能，起到良好的镇痛作用。

（2）抗炎消肿。针刺能改善神经根周围的微循环和淋巴循环，促进炎性渗出物的吸收，抑制炎症灶血管通透性的增加，减轻炎症水肿；能控制炎症灶

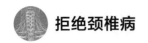
区的坏死面积，延缓其发生发展，限制炎症灶区肉芽组织的生长，提高人体的免疫功能，减轻突出髓核的自身免疫刺激；能减轻或消除炎症对神经根和脊髓硬脊膜的化学刺激，减轻神经根粘连。

（3）调整肌肉、韧带状态。针刺具有良性调整作用：在颈椎病的急性期，能缓解颈部肌肉的紧张状态，相对松弛或增宽椎间隙，减轻其对神经根的机械压迫；在颈椎病的缓解期，能提高迟缓的韧带、肌肉的兴奋性，增强其修复能力，尤其可促使棘上韧带、棘间韧带、黄韧带、后纵韧带等紧张度的提高，避免脊柱过度前屈，恢复脊柱的力学平衡，使椎管相应扩大，减轻神经根受压症状。

6 颈椎病患者怎样判断自己是否适合针刺治疗？

虽然针刺为一种安全、有效的中医疗法，但并不是所有人都适合。针刺治疗也有其适应证和禁忌证，如果有以下这些情况，就不适合接受针刺治疗：

（1）有出血倾向或正在服用抗凝药物的人。针刺刺激穴位可能会导致出血，因此有出血倾向或正在服用抗凝药物的人不适合接受针刺治疗。

（2）怀孕初期和晚期的孕妇。怀孕初期和晚期的孕妇由于身体比较脆弱，不适合接受针刺治疗，否则容易引起流产或早产。

（3）极其紧张敏感的人群。比如惧怕疼痛、晕针、晕血者，由于身体状态不稳定，接受针刺治疗可能会加重病情。

（4）皮肤有损伤或感染的人。由于针刺需要刺激穴位，皮肤有损伤或感染的人不适合接受针刺治疗。

（5）对金属过敏的人。对金属过敏的人由于可能会引起过敏反应，不适合接受针刺治疗。

（6）精神病患者。精神病患者情绪不稳定，不适合接受针刺治疗。

总之，接受针刺治疗前需要向专业医师咨询，如果有以上禁忌症状需要及时告知医师。

7 针刺过程中出现晕针现象如何处理?

晕针是指在接受针刺治疗过程中出现的一种不适感觉。如果患者在针刺过程中突然出现头晕目眩、心慌气短、出冷汗，恶心欲吐、精神疲倦、血压下降等症状，可以采取以下措施进行处理:

(1)立即停止针刺。将已刺之针全部取出，令患者呈头低脚高位平躺，或半坐姿，助于血液回流。避免直立或站立。

(2)深呼吸。让患者慢慢地吸气，然后憋住呼吸约 3s，再慢慢地呼气。重复几次，有助于缓解症状。

(3)给予温水或糖水。给患者喝一些温水或含糖水有助于其缓解症状。

(4)轻揉内关穴。内关穴位于腕横纹上 2 寸的位置，轻轻揉动内关穴有助于缓解症状。

(5)看点别的东西。转移患者注意力有助于缓解症状。

如果以上措施不能缓解晕针症状，建议尽快告知医师，以便得到及时的处理和治疗。此外，在接受针灸治疗前，应该向专业医师咨询，了解治疗的过程和可能出现的不适感觉，以便更好地应对。

8 颈椎病头痛、 头晕可以点按哪些穴位?

颈椎病患者一般来就诊时，除了反映有颈椎不适的症状，往往还伴随头晕、头痛。颈椎病为什么会导致头晕、头痛呢?

1）颈椎病导致的头痛

(1)局部性头痛。颈椎病引起的局部性头痛，多呈钝痛或隐痛的特点，少数患者表现为刺痛，这是由于颈椎椎间关节之间位置改变引起颈部肌肉疲劳紧张，使颈椎的结构稳定性失衡导致的。这种情况多与睡姿不当有关，晨起多见。

(2)血管性头痛。颈椎病引起的血管性头痛是椎动脉型颈椎病常见的临床症状。颈椎病变导致椎动脉受到压迫或刺激，使椎动脉供血不足，临床上常表现为偏头痛，且多为一侧，局限于颞部，发作短暂，呈跳痛或灼痛状，常伴有眩晕及突然猝倒，每次发作多与旋颈或颈部侧弯有关。

2）颈椎病导致的头晕

①颈椎病累及颈部肌群，引起颈部肌肉持久痉挛性收缩，导致肌肉的血流循环障碍，分离出一些引起头晕的物质；②椎动脉受到压迫时，会引起大脑供血不足，椎动脉是供应人体大脑半球的动脉，主要在椎体旁行走，钩锥关节增生时会压迫椎动脉，引起脑缺血，产生头晕的症状。颈椎病引起的头晕头昏通常会产生方向旋转的幻觉，令人提不起精神，昏昏欲睡，站起来的时候会感到身体站立不稳，似乎整个人要倾倒下去。患者出现头晕时，可能还会伴随恶心、心慌、冒冷汗等一系列症状。

当出现头痛、头晕症状时，通过点按或按揉颈项部的穴位可以快速有效地缓解不适症状。具体操作：先捏揉或者捏拿颈项部两侧的肌群，放松肌肉、缓解痉挛，可以明显缓解头痛和头晕的症状，然后用拇指重点点按枕后部枕骨下的阿是穴（以痛为腧的痛点），以及风池、风府、天柱等穴位。风府穴位于项部，后发际正中直上1寸，枕外隆凸直下，两斜方肌之间凹陷中。风府穴属于督脉，按揉风府穴可以调整头项及脊柱各部的阴阳和气血，疏通脑与脊髓及四肢的经络；风池穴位于项部，在枕骨之下，与风府穴相平，在胸锁乳突肌与斜方肌上端之间的凹陷处；天柱在项部，斜方肌外缘之后发际凹陷中，约当后发际正中旁开1.3寸。按揉这些穴位可以有效改善脑部供血，缓解头痛和头晕症状。

9 何为"落枕穴"？

"落枕"是以颈部肌肉突然发生疼痛、活动受限为主症的一种病症。可能入睡前并无任何不适的症状，晨起后却发现项背部明显酸痛，颈部活动受限。落枕的原因有：①夜间睡眠姿势不当。头颈长时间处于过度偏转的位置，枕头过高、过低或过硬，头部滑落于枕下，使颈部斜向一侧，造成颈部一侧肌群在较长时间内处于过度拉伸状态，引起肌肉紧张，小关节扭错，局部气血运行不畅导致疼痛产生，活动受限。②睡眠时感受风寒。盛夏贪凉，使颈背部气血凝滞，经络痹阻，造成局部僵硬疼痛、活动不利。"落枕"不是颈椎病，但是如果经常性发生，就需要警惕颈椎问题了。

治疗落枕导致的脖子疼，中医有一个立竿见影的穴位，就是落枕穴，落枕穴是非常有名的经外奇穴，平常按可能没什么感觉，但落枕时按起来特别痛，是治疗睡觉落枕时的特效穴位。落枕穴在手背第二、第三掌骨之间，掌指关节后约1cm处。简单来讲就是在手背上食指和中指的骨之间，用手指朝手腕方向触摸，从骨和骨变狭的手指尽头之处起，大约一指宽的距离上，一压有强烈压痛之处，便是落枕穴。如果发生落枕，可以用食指指腹或圆珠笔头(不是笔尖)稍微用力刺激此穴，同时可以缓慢活动颈部。刺激3～5min，脖子会变轻松，疼痛也会大大缓解。

10 颈椎病患者扎针后应该注意什么？

对于第一次接触针刺的人来说，很多人在扎针后会对大夫提出这样的问题，"大夫，我扎完针后能不能洗澡""大夫，我扎完针可以去运动吗"。了解针刺后的注意事项很有必要，如果治疗之后没有正确调护，反而会加重症状。颈椎病患者接受针刺治疗后，需要注意以下几点：

(1)休息。治疗后适当休息，避免激烈运动和剧烈活动，保证身体充分休息。

(2)避免受凉。要注意保证患处的保暖。针刺半小时内不要洗澡、不要到空调房里或者比较寒冷的地方，防止寒气侵入引起局部肌肉紧张，导致炎症加剧，短时间内加重原有症状。

(3)饮食。治疗后应该多喝水，注意饮食清淡，避免过度饮酒、吃辛辣刺激性食品等。

(4)注意局部卫生。治疗后针刺部位可能会有轻微的出血或瘀血，需要注意局部卫生，避免感染。如出血，需用棉签加压止血。

(5)改变不良习惯。接受针刺治疗后，一定要遵循医生的指示，改变不良习惯，了解颈椎病日常护理方法和注意事项，以便更好地促进康复。如避免长时间保持同一姿势和低头久坐，也要避免短期内大范围的颈椎活动。

(6)观察症状。治疗后需要密切关注自身的症状变化，如有不适应及时告知医生，并按照医生的建议进行处理。

(7)加强配合康复功能训练。日常生活中可以做做颈部保健操，进行必要的颈部肌肉特别是后伸肌群的训练，加强颈部稳定性，减轻颈椎病症状。

11 你了解电针吗？ 你知道电针对颈椎病的作用吗？

电针法是将针刺入腧穴得气后，在针具上接通接近人体生物电的微量电流，结合针和电的 2 种刺激，达到防治疾病的一种方法。电针可调节人体的生理功能，有止痛、镇静、促进气血循环、调整肌张力等作用。其适用范围和毫针刺法基本相同，临床上可用于治疗各型颈椎病。

电针疗法根据电流的波形、频率不同，作用也不同。电针仪输出有 3 种常见的波形，即连续波、疏密波和断续波。

(1)连续波是一种时间间隔一样的连续脉冲，频率连续可调。①一般频率低于 30Hz 的连续波叫疏波，疏波刺激作用较强，能引起肌肉收缩，产生较强的震颤感，提高肌肉韧带张力，促进神经肌肉功能恢复。常用于治疗痿证、慢性疼痛、各种肌肉关节及韧带的损伤等。②频率高于 30Hz 的连续波叫密波，密波能降低神经应激功能，抑制感觉神经和运动神经，抑制脊髓兴奋性。常用于止痛、镇静、缓解肌肉和血管痉挛，尤其适用于急性疼痛。

(2)疏密波是疏波和密波交替出现的一种波形。该波可克服单一波形易产生耐受现象的缺点，能引起肌肉有节律地舒张、收缩，刺激各类镇痛介质的释放，加强血液循环和淋巴循环，调节组织的营养代谢，消除炎症、水肿等。常用于各种痛症、软组织损伤、关节周围炎、腰背筋膜劳损、面瘫、肌无力、针刺麻醉、局部冻伤、出血、气血运行障碍、坐骨神经痛等。

(3)断续波是节律性时断时续的一种波形。该波不易使机体产生耐受，对神经肌肉的兴奋作用较疏密波和连续波更强，对横纹肌有良好的刺激收缩作用。常用于治疗痿证、瘫痪等。

总之，电针疗法可以在多方面发挥作用，但需要根据不同的病情和个体差异进行个性化治疗。对于年老、体弱、醉酒、饥饿、过饱、过劳者都不宜使用电针，在皮肤破损处、肿瘤局部、孕妇腹部、心脏附近、颈动脉窦附近和安装有心脏起搏器者禁忌使用电针。建议患者在接受电针治疗前，寻求专业医生的建议和指导。

12　火针如何治疗颈椎病？

火针是将特制的金属针具烧红，迅速刺入人体的一定部位或腧穴，并快速退出治疗疾病的一种方法。火针古称"燔针"，火针刺法称为"焠刺"。《灵枢·官针》曰："焠刺者，刺燔针则取痹也。"明代高武的《针灸聚英》曰："火针者，宜破痈毒发背，溃脓在内，外皮无头者，但按肿软不坚者以溃脓。"明代吴鹤皋说："焠针者，用火先赤其针而后刺，此治寒痹之在骨也。"本法临床上常用于持续性疼痛，寒性、慢性疾病，涉及临床各科，且多以病灶局部选穴为主，具有选穴少、奏效快、治疗次数少的优势。火针治疗颈椎病常取阿是穴、颈夹脊、颈百劳、肩井、天宗、曲池、外关等穴。

13　刺络泻血如何治疗颈椎病？

刺络泻血法，是用针具刺破血络或腧穴，放出适量血液或挤出少量液体，或挑断皮下纤维组织治疗疾病的方法。其中，放出适量血液治疗疾病的方法属刺络法或刺血法，又称放血疗法，来源于古代九针之一的"锋针"。古人对刺络泻血法非常重视。如《灵枢·九针论》谈到九针中的锋针主要用于"泻热出血"。《素问·血气形志》曰："凡治病必先去其血。"《灵枢·九针十二原》提出了"宛陈则除之"的治疗原则。《灵枢·官针》中有"络刺""赞刺""豹文刺"等法，虽针具、方法不尽相同，但都属于刺络泻血法的范畴。《灵枢·血络论》

进一步阐明了刺络泻血疗法的应用范畴，如血脉"盛坚横以赤""小者如针""大者如筋"等，并指出有明显瘀血现象的才能"泻之万全"，可见古人对刺络泻血疗法有丰富的经验。

刺络泻血治疗颈椎病，常选取大椎、风门、天宗、肩井、颈椎棘突压痛点。如上肢麻木疼痛患者可选用上肢十宣穴，头晕患者可选用太阳、头维、曲池、印堂。如为头痛患者，阳明经头痛可选用太阳、足三里、印堂、上星，少阳经头痛可选用太阳、阳陵泉，太阳经头痛可选用太阳、委中，厥阴经头痛可选用太阳、太冲、百会。同时可与拔罐配合使用。

14 头上扎针也可以治疗颈椎病吗？

头针又称头皮针，是根据中医学的针刺方法与现代医学关于大脑皮层功能定位的理论，在大脑皮质相应的头皮投射区针刺治病的一种方法。中医讲"头为诸阳之会"，头面部是经气汇聚的重要部位，头部与人体各脏腑器官有密切的关系，人体各部位机能的变化，在头皮相应的部位均有反映，所以针刺头皮穴位对全身各个部位都有明显的调节作用。一般体针能够治疗的疾病，头皮针也可治疗。头针被广泛应用于中枢神经系统疾病，如脑血管疾病所致偏瘫、失语、假性延髓性麻痹等；神经疾病如精神分裂症、抑郁症等；皮质内脏功能失调所致疾患如高血压病、冠心病、性功能障碍等；疼痛和感觉异常等病症如头痛、三叉神经痛、颈椎病、肩痛、腰背痛等各种急慢性疼痛病症，以及肢体远端麻木病症。但也要注意，头皮有严重感染、溃疡、瘢痕等患者都不适宜应用头针。

15 耳针疗法为什么可以治疗颈椎病？

耳针疗法是使用一定方法刺激耳穴以防治疾病的一类方法。中医理论认为，耳与经络脏腑关系密切，与脏腑在生理、病理上相互联系、相互影响。现代解剖学也表明，耳郭内富含神经组织和各种神经感受器，主要有来自脊神经颈丛的耳大神经和枕小神经，来自脑神经的耳颞神经、面神经、舌咽神经、迷走神经的分支等。全息理论认为，耳郭是一个相对独立的全息元，从形式上成为人体整体的缩影，并包含人体各部分的主要信息，人体各部分的异常可以通过全息反射路在耳部引起相应的变化，为耳穴诊断疾病提供依据；对耳穴实施的各种刺激，也可以通过全息反射路传达给身体相应的器官，从而调节功能，使其向正常的功能转化，达到防治疾病的目的。

耳针刺激的部位就是耳穴，是耳郭表面与人体脏腑经络、组织器官、躯干四肢相互沟通的特定部位。耳穴既是疾病的反应点，更是防治疾病的刺激点。耳穴在耳郭的分布犹如一个倒置在子宫内的胎儿(头部朝下，臀部朝上)：与面颊对应的穴位在耳垂，与上肢对应的穴位在耳舟，与躯干对应的穴位在对耳轮体部，与下肢对应的穴位在对耳轮上、下脚，与腹腔对应的穴位在耳甲艇，与胸腔对应的穴位在耳甲腔，与消化道对应的穴位在耳轮脚周围等。治疗颈椎病时，可以选取对耳轮体部的穴位，如颈、颈椎等，通过按压，或者使用耳穴贴在相应的穴位上刺激，可有效缓解颈椎病产生的不适症状。

16 艾灸治疗颈椎病的作用如何？

艾灸是指用艾叶制成的艾条或者艾炷点燃后，在腧穴或患处进行烧灼或熏熨，借助其产生的温热性刺激及药物的作用，温通气血、扶正祛邪，达到防病治病目的的一种外治方法。艾灸也是用来治疗颈椎病的方法之一。艾灸产生作用的途径：①靠燃烧时产生的渗透性超强的短红外射线融化堵塞、运化寒湿、温通经络；②靠艾烟里的艾叶精油通过皮肤进入体内，疏通经络、祛除寒湿，对于缓解颈部肌肉痉挛疼痛有很好的效果。

艾灸根据操作方式的不同，可分为艾炷灸、艾条灸、温针灸、温灸器灸。

(1)艾炷灸：根据艾炷是否直接置于皮肤穴位上施灸，又可分为直接灸和间接灸。

(2)艾条灸：又分为温和灸、雀啄灸和回旋灸。①温和灸是将艾条一端点燃，对准施灸的腧穴部位或患处，距离皮肤2~3cm进行熏烤，使局部有温热感而无灼痛为宜。一般每穴灸10~15min，至皮肤红晕为度。②雀啄灸是施灸时，艾卷点燃的一端与施灸部位的皮肤并不固定在一定的距离，而是像啄木鸟啄食一样，一上一下地移动。③回旋灸是施灸时，艾卷点燃的一端与施灸部位的皮肤保持在一定的距离，但位置并不固定，而是均匀地向左右或上下方向移动或反复旋转地进行施灸。

（3）温针灸：艾灸和针刺结合起来应用。在针刺得气后，将针留在适当的针刺深度，在针柄上穿置一段长约1.5cm的艾卷施灸，或在针尾搓捏少许艾绒点燃施灸，直待燃尽，除去灰烬，再将针取出。艾绒燃烧的热力可通过针身传入体内，既发挥了针的作用，又发挥了灸的作用。

（4）温灸器：是用于施灸的器械，常用的有3种类型：温灸盒、温灸筒、温灸架。①温灸盒是一种特制的盒形灸具，里面装有艾卷或无烟艾条，每次灸15～30min，适用于较大面积的灸治，尤其适用于腰、背、臀、腹等部位。②温灸筒为筒状的金属灸具，常用的有平面式和圆锥式2种，平面式底部面积较大，布有很多小孔，内套有小筒，用于放置艾绒施灸，适用于较大面积的施灸；圆锥式底面小，只有一个小孔，适用于灸某一个穴位。③温灸架为架形的灸具，是将艾卷的一端点燃，插入灸疗架上的孔内施灸15～30min，凡是艾灸温和灸适宜的病症均可使用。

17 颈椎病患者艾灸时常可选用哪些穴位？

颈椎病患者艾灸时体位通常有俯卧位、侧卧位、俯伏坐位，以俯伏坐位为多。颈椎病患者艾灸时多选择颈部、肩背部上的穴位，可选用的穴位有阿是穴，即哪里痛就灸哪里的原则。此外大椎穴、肩井穴、天柱穴都可以用来艾灸。大椎穴位于颈项后，第七颈椎棘突下凹陷中。简单取穴就是将头稍微往前垂下，会有一个高高凸起的骨头，这个骨头的下方就是大椎穴。人体6条阳经都要经过大椎穴，可以说大椎穴是身体的"战略要地"，如果这个地方不通，全身的经脉都会堵住，疾病就会接踵而至。大椎穴发生瘀堵，气血运行不畅，肩颈就会出现疼痛，严重时会引起头晕头痛、睡眠不好，记忆力减退等并发症。因此，大椎穴是头部阳气运行的枢纽，具有通调督脉、振奋人体阳气、疏风散寒的功效。要保障头部及颈部的正常运转，调节身体阴阳，祛寒除湿，大椎穴是首选穴位。肩井穴位于大椎穴与肩峰端连线的中点上。中医古籍上对肩井穴有这样的记载："主肩背痹痛，臂不举。"灸肩井穴对于长时间工作后造成的肩膀酸胀疼痛，甚至手臂不能弯曲有很好疗效。如果把人体比作一口井，井底是脚底的涌泉穴，井口就是肩部的肩井穴，只有保持这口井上下畅通，人体内的气血才能畅通无阻，所以艾灸肩井穴可以很好地缓解颈肩部肌肉紧张、僵硬疼痛的症状，促进气血运行。天柱穴位于项部斜方肌起始部、天柱骨上端，支撑头颅，是治疗颈肩部肌肉僵硬、酸痛的特效穴位。使用艾条温和灸上述穴位，每天 20～30min，可有效缓解肩部酸困疼痛。

18 颈椎病患者艾灸治疗时有哪些注意事项?

艾灸前室内宜保持良好的通风，温度适宜。施灸时要充分暴露施灸部位，宜采取舒适且能长时间维持的体位。一般空腹、过饱、过饥、极度疲劳时不宜施灸，本身热象明显的人禁灸。艾灸的方法简便、易操作，但在使用时要注意安全，防止烫伤。艾条灸与温针灸时为防止燃烧的艾绒或燃尽的热灰脱落，可在施灸的下方垫一张硬纸片，防止艾灰掉落烫伤皮肤。艾灸后由于热力的作用，局部毛细血管扩张，促进血液流动，皮肤潮红，是正常的现象，不用过度担心。艾灸后局部要做好保暖工作，避免风寒，不宜受凉。如果艾灸后症状不缓解或者持续加重，应及时到医院就医。

19 拔罐可以缓解颈椎不适吗?

经常有人会问颈肩痛可以用拔罐来治疗吗? 答案是肯定的。中医拔罐疗法对于颈椎病的症状缓解是非常有帮助的，也是家庭中治疗颈椎病既简单又有效的方法。那么，拔罐是怎样起作用的呢? 拔罐是利用燃烧、抽吸、水煮等手段造成罐内负压，吸附于体表，使局部皮肤充血、瘀血，产生良性刺激，

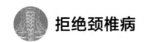

同时使紧张、挛缩、粘连的软组织得以松解，恢复和改善骨与骨、骨与软组织及软组织之间的正常位置关系，使颈椎间盘的空间变得宽松，疼痛移除，从而改善椎动脉的血液循环，达到治疗的目的。

20 颈椎病患者拔罐时可以选择什么样的罐具？

目前常用的罐具种类较多，有玻璃罐、竹罐、陶罐、抽气罐等。

(1)玻璃罐：由耐热质硬的透明玻璃烧制成的罐具。口平腔大底圆，罐口平滑，口缘厚略外翻，内外光滑，大小规格多样。优点是质地透明，使用时可以随时观察罐内皮肤瘀血的程度，以便掌握治疗时间；缺点是传热较快，容易摔碎。临床使用最多。

(2)竹罐：用直径为 3～5cm 的竹子，制成 6～10cm 长的竹筒，一端留节做底，另一端打磨光滑，做成管壁厚度为 3～9mm、中间呈腰鼓形的竹罐。优点是轻巧、价廉、取材容易、制作简单、不易摔破，可用于身体各部位的多种拔罐；缺点是竹罐容易爆裂漏气，吸拔力不强且质地不透明，难以观察罐内皮肤的变化情况，不宜用作刺络拔罐。

(3)陶罐：又名陶瓷罐，是由陶土烧制而成，罐口平滑，形如钵，口底稍小、腔大如鼓。有大、中、小和特小几种类型。优点是吸拔力较大，易于高温消毒，适用于全身各部位的拔罐；缺点是陶罐体较重，易于破碎且质地不透明。目前已较少使用。

(4)抽气罐：用有机玻璃等材料制成的带有抽气装置的罐具，分为罐体和抽气筒两部分。其罐口的大小规格很多。优点是可以避免烫伤，可随意调节罐内负压，控制吸力，操作方法简单，容易掌握；缺点是没有火力的温热刺激。通常家用较多。

21 治疗颈椎病常用的拔罐穴位有哪些？

如果平时因劳累或者长时间伏案工作导致颈部僵硬，颈肩部疼痛不适，可以选用拔罐的方式进行治疗，但是拔罐治疗的穴位要准确，操作方法要得当，才能真正改善不适症状。常用的拔罐穴位可以选择颈部周围的穴位，如大椎、肩髃、肩髎、肩井、风门、颈夹脊等。操作前，先取适当的体位，充分暴露需要拔罐处的皮肤，用闪火法将大小合适的罐具吸拔于穴位上。通常每次每穴留罐 10 ~ 15min，去罐后注意缓慢活动头颈部 1 ~ 2min。每周拔罐2 ~ 3 次，7 ~ 10 次为 1 个疗程。

22 颈椎病患者拔罐时需要注意什么？

拔罐的适用范围很广，但是在拔罐前首先需要评估患者是不是适合拔罐。凝血功能差、有出血倾向的人群都是禁止拔罐的。拔罐对于缓解颈椎疼痛不适有不错的效果，操作也很方便，很多人喜欢居家拔罐，但是想要做到安全地拔火罐，有很多事项需要注意：①选用玻璃罐拔罐前仔细检查罐口有没有破损；②正确拿棉夹；③建议买医用的止血钳，因为有齿扣夹很牢固，棉球不容易脱落；④点火时一般一只手持罐，另一只手拿已点着火的棉夹，将着火的棉夹在罐中绕几圈后撤出，迅速将罐放到要治疗的部位；⑤拔火罐的时间最好控制在 10 ~ 15min，如果时间过长，拔火罐部位很可能出现起泡、破溃甚至感染，如果不慎起泡，可用干净的毫针刺破泡壁，放出泡内液体，然后用消毒纱布覆盖，等待自然愈合，并且在泡结痂愈合前不可沾水；⑥拔罐后毛孔处于开泄状态，至少休息 3h 之后才能洗澡；⑦如果前一次拔火罐的紫红印记还没完全消失，是不能在紫印部位连续拔火罐的，要更换到相关穴位。

23 颈椎病患者可以选取哪些部位刮痧？

刮痧疗法是根据中医经络腧穴理论，运用刮痧工具，在体表进行相应的刮试手法来防治疾病的方法。刮痧可以扩张毛细血管，增加汗腺分泌，促进血液循环，对于疼痛性、神经肌肉性等疾病，以及颈椎病导致的局部疼痛不适，具有很好的效果。刮痧前在刮痧部位涂上适量的油剂或者乳剂，可以减轻疼痛，避免皮肤损伤，增强疗效。颈椎病患者的刮痧部位，可以根据疼痛部位选择颈部或者肩部。①颈部可在颈部正中部位，即从颈上的风府穴向大椎穴、陶道穴方向刮拭，从风府穴向下刮至大椎穴下的陶道穴。身体消瘦、颈椎棘突明显突出者可以用刮痧板的边角，由上向下依次点压按揉每一个椎间隙3～5次，以局部有酸胀感为宜。②选择在颈部脊柱两侧刮痧，即从天柱穴向下刮至风门穴，可以直线向下刮拭，也可以重刮刮拭。风门穴可以点压或者按揉。③颈部外侧也可以作为刮痧的区域，从颈部左右两侧分别从风池穴、完骨穴刮至肩井穴，从肩上过肩井并延长至肩头，采用轻刮法、直线刮法和弧线刮法刮拭。肩井穴可以点压或者按揉。④肩部位置可选肩上部刮痧，即从后发际两侧凹陷处的风池穴向肩井穴、肩髃穴方向刮拭。风池穴、肩井穴可采用点压法或按揉法。

24 颈椎病患者刮痧的注意事项有哪些？

①对于初次接受刮痧治疗的患者应该先做好解释工作，消除其恐惧心理，且不要在过饥、过饱或者过度紧张的情况下进行刮痧治疗；②刮痧前要仔细检查刮痧工具，防止刮伤皮肤；③刮拭时要保持刮拭部位的润滑，要一边刮拭一边蘸取适量的介质，切忌干刮；④刮痧手法用力均匀，由轻到重，以患者能忍受为度，达到出痧为止，不能一味追求出痧而采用很重的手法或者刮痧时间过久，局部刮痧时间一般为10～20min；⑤因为刮痧时需要暴露皮肤，并且刮痧时皮肤汗孔是开泄的状态，如果感受风寒之邪，邪气会从开泄的毛孔入里，引发新的疾病，所以刮痧后要注意保暖，避风寒，不能洗冷水澡，需要等到皮肤毛孔闭合恢复原状后3h左右才可洗浴；⑥痧斑如果还没有完全退掉，不宜反复刮拭，再次刮痧的时间应该间隔3～6d，以原来的痧斑消退为准；⑦刮痧后可让患者饮用一杯温水，休息片刻。刮痧过程中患者有任何不适感应立即停止刮痧，让患者平卧，饮用温开水或者糖水，密切注意血压、心率等变化，如情况严重应及时送医就诊。

25　推拿可以治疗颈椎病吗？

从中医角度看，推拿通过各类手法作用于患者颈肩处，能够产生疏通经络、行气活血、理筋整复、滑利关节的作用。其中，最重要的是行气活血。正如《医宗金鉴·正骨心法要旨》中说："气血郁滞，为肿为痛，宜用按摩法。按其经络，以通郁闭之气，摩其壅聚，以散瘀结之肿。"首先，推拿手法给予体表的经络腧穴以直接的物理刺激，促进了气血的运行。其次，推拿手法还能产生热效应，温热的刺激同样能够加速气血运行，气血流通则能骨正筋柔。

从现代医学角度看，放松类的推拿手法能够松解劳损、紧张的颈部肌肉，阻断疼痛－肌紧张－疼痛的恶性循环，促进软组织局部炎症的消除。牵引拔伸类的手法能够改善颈部、脑部血供，降低颈椎间盘负荷，扩大椎间孔、椎管、横突孔等骨性管道的相对有效空间。扳法等复位手法能够恢复颈椎相对骨性位置、改善颈椎内外的高应力状态和神经根张力，减少神经及血管的机械性压迫和刺激，恢复颈椎的动静力平衡。

26　颈椎病患者在推拿治疗前需要做什么检查？

颈椎病患者的颈椎骨质及周围软组织皆可受累，医师在进行详细的问诊及体格检查之后，还会根据需要为患者开具影像学的检查，如 X 线、CT、核磁共振等。不同的影像检查手段各有侧重，不可互相代替。

（1）X 线检查。本项检查为基础检查，可提供丰富的患者颈椎临床信息，如颈椎曲度、增生情况、椎间隙、椎间孔大小等。本项检查根据需要，可以拍摄颈椎的正侧位、动力位（前屈后伸时的颈椎状态）、双斜位（观察椎间孔）、张口位（观察寰枢关节）。

（2）CT 检查。可提供详细的骨性影像资料，特别是颈椎管狭窄的判断，但更多用于颈椎的骨折、外伤等情况。

（3）核磁共振（MRI）检查。相比于 X 线检查，核磁共振提供了更多的软组织信息，如颈椎间盘、脊髓、颈部韧带等，能够清晰地展现颈椎间盘、颈部神经根及脊髓的受压情况，通常在患者神经根压迫症状明显和(或)查体发现病理征象的时候进一步检查。需要说明的是，核磁共振检查不能代替X线检查，两者各有侧重，临床常同时进行。

(4)其他检查。如颈部血管彩超、经颅多普勒超声TCD等可辅助判断椎动脉、椎基底动脉的血流情况，肌电图可判断臂丛神经受损情况等。

27 推拿治疗颈椎病的常用手法有哪些?

常用的颈椎病的推拿手法有：滚法、一指禅推法、揉法、按法、拿法、按摇、拔伸、扳法等。

(1)舒筋活血。患者取坐位。医师站其身后，以滚法和一指禅推法作用于患者颈部、肩部、上背部肌肉，约5min。随后，医师一手扶患者前额部，一手拿揉其颈项部，重点拿揉肌肉痉挛处，并可配合颈项部屈伸运动，反复3~5遍。

(2)解痉止痛肩胛。患者取坐位。医师站其身后，用拇指按揉法作用于颈部、肩背部及肩胛骨内侧缘痛点，反复3~5遍。再用拇指按风池、风府、颈夹脊、大椎、肩井、天宗、阿是穴等穴位，每穴1min。

(3)理筋整复。患者取坐位。医师站其身后，对棘突偏歪者进行颈椎旋转扳法。对椎动脉型及脊髓型颈椎病患者慎用或禁用扳法。

28 颈椎病患者在推拿治疗后需要注意什么?

(1)颈椎病多为慢性劳损引起，因此其治疗当为"三分治，七分养"。其中"养"包括：纠正日常不良姿势，主动进行功能锻炼(八段锦、颈部抗阻训练等)，防寒保暖，避免再次受到寒凉刺激，避免过劳及长期伏案，调整枕头等。

(2)颈部的推拿多采用轻巧灵活的手法，但针对病程较长的劳损点，医师采用刺激量较大的手法，治疗之后可能会出现暂时的皮肤肌肉疼痛，进行热敷，一般休息 2～3d 后可消退。若持续不适或症状较前加重，需要及时就医。

29 颈椎病患者手术后能否进行推拿治疗？

目前越来越多的严重的神经根型颈椎病及脊髓型颈椎病患者会接受手术治疗，手术能够解除神经根及脊髓的压迫。在手术之后能否进行推拿治疗，术后多久能够进行推拿治疗是部分患者关心的问题。

颈椎病手术后进行推拿治疗需要专业医师评估后方可进行，专科医师会结合患者病史、术后复查的颈椎影像资料及体格检查结果进行判断。一般来说，颈椎手术后 1 个月就可以开始一些轻柔的推拿治疗，此时多于肩部进行操作，避免刺激术口。推拿可行气活血，帮助术后组织的恢复。术后 3 个月后可进行常规的推拿治疗，但不可采用强刺激及暴力、迅猛的手法。

30 颈椎病患者可以采用牵引治疗吗？

牵引是应用力学中作用力与反作用力的原理，通过器械或电动牵引装置，对身体某一部位或关节施加牵拉力，使关节面发生一定的分离，周围软组织得到适当的牵伸，从而达到复位、固定、减轻神经根压迫、纠正关节畸形的一种物理治疗方法。牵引的治疗作用包括：①增大关节间隙，减轻神经根受压。②缓解肌肉痉挛。通过牵引挛缩或紧张的肌群，使紧张的肌肉得到舒张和放松。③改善局部血液循环，促进水肿的吸收和炎症的消退，从而缓解疼痛。④改善关节活动范围。

颈椎牵引一般重量为 8～20kg，时间为 15～20min。做间歇性牵引，20min 做 14～16 次。需要注意的是，不是所有的颈椎病患者都适合牵引，一般颈椎病患者牵引需要在医生的指导下进行，先对患者进行评估，确定患者是颈椎病而且是适合牵引的类型，比如说神经根型、椎动脉型等，才可以牵引。脊髓型颈椎病患者也可以做牵引，但要看脊髓受压的程度和椎管的宽度。非常严重的脊髓颈椎病患者是绝对不能做牵引的。①脊髓型颈椎病患者或者是有颈椎椎管狭窄的患者不适合做牵引；②颈椎相关骨性畸形患者、存在严重的骨质疏松的颈椎病患者不适合做牵引；③如果患者颈部或者是头部有非常严重的皮肤病变，也不适合做颈椎牵引，是因为在做牵引的过程当中，需要对上述部位的皮肤长期产生压迫；④存在严重血管痉挛或者是血管受压迫的患者也不适合做牵引。

31 牵引如何治疗颈椎病？

　　牵引治疗是通过徒手、器械或电动牵引装置，对身体某一部位或关节施加牵拉力，使周围软组织得到适当的牵伸，从而达到复位、固定、减轻局部压迫、纠正关节畸形的一种物理治疗方法。颈椎牵引治疗可以限制颈椎活动，缓解肌肉痉挛，促进肌肉损伤恢复；牵拉分离颈椎和椎间关节，增加椎间盘间隙，扩大椎间孔，进而减轻椎间盘压力负荷；缓解脊髓神经根的压迫，有利于神经根的水肿吸收；改善脊柱曲度，恢复颈椎正常序列和小关节功能。

　　颈椎牵引的参数包括牵引模式、力量、角度和时间。考虑到可操作性及安全性方面，常选用仰卧位牵引，牵引的模式有间歇性牵引和持续性牵引。间歇性牵引时通过设置一定的牵引时间和放松时间进行节律性牵引，在间隙放松时保留一定的牵引力能够使颈部肌肉有节律地交替产生紧张和放松运动，起到局部按摩、改善局部血液循环的作用。牵引重量由医师个人经验、偏好及患者耐受程度来定，一般为体重的10% ~20%且无明显不良反应。牵引角度的大小与牵引位置有关，常见角度包括前屈位、中立位及后伸位。前屈位牵引最为常见，中立位牵引多见于脊髓型及椎动脉型颈椎病患者，后伸位牵引则常见于颈椎生理曲度变直患者。时间采用持续或间歇性牵引的一次时长为15~30min，每天1~2次，维持2~4周为宜。

32 牵引治疗颈椎病的注意事项有哪些?

患有严重脊髓受压、水肿及变性、严重感染、严重高血压、心力衰竭、颈动脉斑块及其他心脑血管疾病、严重呼吸系统疾病、严重骨质疏松症、严重外伤患者及颈椎不稳患者禁止使用。

不恰当的牵引治疗可能会导致不良反应。比较常见的不良反应有疼痛加剧、神经系统症状加重及颞下颌关节炎。较少见的不良反应为:①接触皮肤可能引起接触性皮炎。②颈椎牵引后可能会诱发短暂性的颅神经性麻痹。③颈椎牵引后可能出现脑供血不足的情况,包括体位性头晕、头痛、恶心、颈部疼痛、视觉和听觉障碍及眩晕。④颈椎牵引可能出现罕见的牵引后腰椎神经根刺激症状。⑤颈椎牵引可能出现颈交感神经兴奋,表现为呼吸不畅、心悸、头部胀痛、视物不清、耳鸣、多汗、四肢乏力等症状。颈椎牵引如果出现上述并发症,立即停止牵引并对症治疗,一般均能够缓解。

33 如何使用红外线治疗颈椎病?

红外线治疗属光辐射热疗法,是理疗的一种,其主要治疗作用亦为温热作用。红外线是波长760nm至1mm的辐射线,在照射人体时具有一定的穿透能力。在颈椎病的治疗中,常照射颈肩背部,每次15~20min,每日1次,根据病情酌情确定疗程为10~20次。皮肤及表皮下组织吸收红外线能量转变成热,热可以引起血管扩张,血流加速,局部血循环改善,组织的营养代谢增强,血液淋巴循环加速,促进组织中病理产物的吸收和消除。红外线的温热作用降低了感觉神经的兴奋,提高了痛阈,故红外线疗法对各种原因引起的疼痛(如神经痛)均有一定的镇痛作用。

红外线治疗的适应证广泛,主要用于缓解肌痉挛,改善血液运动,止痛。但高热患者、有出血倾向者、活动性肺结核及重症动脉硬化患者等禁用。

红外线治疗的注意事项：①根据治疗部位选择不同功率的灯头，如手、足等小部位用250W，胸腹、腰背部等可用500～1000W的大灯头。②在照射过程中，应使患者保持舒适体位，嘱患者如有过热、心慌、头晕等不适症状，应及时告知医护人员。③在照射过程中，随时观察患者局部皮肤反应，如皮肤出现桃红色的均匀红斑，为合适剂量；如皮肤出现紫红色，应立即停止照射，并涂凡士林保护皮肤。

34 如何使用热疗法治疗颈椎病？

温热作用能使局部组织及皮肤血管扩张，血液加速，排汗增多，使局部组织新陈代谢旺盛，组织水肿吸收，促进创伤修复过程，具有良好的消除无菌性炎症及消肿作用。热能使肌紧张度反射性地降低，无论是局部炎症刺激或因神经根受压迫、刺激而引起的肌痉挛，特别是平滑肌痉挛，均有良好的解痉、镇痛作用。目前应用热疗治疗颈椎病的方式有：

(1) 蜡饼敷法。主要治疗作用是温热作用和机械压迫作用(急性扭挫伤局部常用刷蜡法，利用石蜡冷却过程中的凝缩作用，能防止组织中的淋巴液及血液的渗出)。将熔点为50～60°C的石蜡熔化后(间接加温法)，倒入方形搪瓷盆中，待其凝固成饼状，温度为45～50°C时取出。裸露治疗部位，敷上蜡饼，外加塑料布和保温毛巾。持续20～30min，每日1次，10～20次为1个疗程。无蜡疗条件时，亦可改用热水袋敷。

(2) 石蜡疗法。石蜡具有较大的热容量和较小的导热性，是一种简易的热疗法，属于传导热疗法。它可以改善局部循环，促进水肿、炎症消散，常用于治疗急性扭挫伤，可减轻肿胀，有良好的止痛作用。

热疗法的注意事项：应随时观察效果与反应，一旦发现皮肤有潮红、疼痛等反应，立即停止使用，并在局部涂凡士林保护皮肤；意识不清、感觉迟钝的患者使用时，应再包一块大毛巾，并定时检查局部皮肤情况，以防烫伤。

35 如何使用低频脉冲电疗法治疗颈椎病？

低频脉冲电疗法是采用频率在 1kHz 以下的低频脉冲电流刺激人体组织。这种电流在人体内可引起离子和荷电微粒的迅速移动，对感觉神经和运动神经有明显的刺激作用。临床上应用低频脉冲电疗法治疗颈椎病主要有下述两方面的作用：

(1)用以刺激颈部神经肌肉，引起肌肉收缩。肌肉收缩能促进动脉供血、静脉和淋巴液回流，改善局部营养代谢，消退水肿，还可提高肌肉张力，防止或延缓肌肉萎缩过程。低频脉冲节律性地刺激神经肌肉，可使肌肉节律性收缩，防止由于损伤或炎症造成的肌纤维和肌膜间、肌束之间的粘连，保持肌肉弹性，防止挛缩。此外，电刺激还可促进神经根型颈椎病患者病损的神经纤维的再生。

(2)用于止痛。低频脉冲电刺激阻止了痛觉神经向中枢神经传递冲动，能促进局部血液循环，消散局部的致痛物质，改善组织代谢功能，起到止痛效果。在颈椎病急性期止痛效果显著。

低频脉冲电疗法的注意事项：急性化脓性炎症、急性湿疹、出血倾向、严重心脏病、安装心脏起搏器者禁用，严禁刺激颈动脉窦、眼睛部位、脑血管意外的患者头部及体内植入金属异物者。

36 如何使用电刺激疗法治疗颈椎病？

颈椎病常用的电刺激治疗包括中药离子导入疗法和中频电疗法。

(1)中药离子导入疗法：中药离子导入疗法是取川芎、红花、当归、川乌、草乌、延胡索、赤芍、白芷、透骨草、威灵仙、乳香、没药等十几味中药各适量，粉碎后装入布袋(长 16cm、宽 12cm)，经过 24h 浸泡，烧至水开后蒸 20min，晾至皮肤适宜温度。采用并置法将药袋放在颈椎部位，接直流感应电疗机，先将仪器旋钮拧到零位，按顺时针方向调整输出电流为 8～10mA，以伴有针刺感为佳。20min/次，1 次/d。中药川芎活血行气，祛风止痛；当归补血活血止痛；红花活血化瘀止痛；延胡索活血行气，具有良好的止痛作用。诸药合用，共奏疏经通络、活血化瘀之功。中药离子导入疗法是利用直流电场作用和电荷同性相斥、异性相吸的原理将药物离子经皮肤黏膜导入体内，达到治疗疾病的目的。

（2）中频电疗法：中频电疗法是将两电极并置在颈椎部位，先将治疗输出调整到零位，输出电流以患者耐受为佳，20min/次，1 次/d。中频电作用于颈部，扩张血管，抑制交感神经，调节自主神经功能，可以促使神经组织恢复其生物电活动。中频电作用于颈部的神经节段可产生区域作用、反射作用，调节交感神经功能。并可影响大脑血管的紧张度，调节血管的充盈度，使血流量得以改善，通常在各种因素综合作用下，可即时镇痛，改善局部血液循环，加速炎症产物的吸收和运走，增强局部组织营养和代谢，提高免疫功能。

37 如何使用中药熏蒸治疗颈椎病？

中药熏蒸是以药物和蒸汽的温热作用共同作用于人体而起治疗作用的。中药熏蒸能够通过蒸汽的热量促进局部毛细血管的扩张、局部血液循环及代谢，还可以促进药物的吸收。中药三七、苏木、桃仁、红花，活血化瘀、行气止痛、祛风伸筋，配以善于走窜的乌梢蛇，活血软坚、通络搜风；川芎活血行气、祛风止痛；姜黄利痹止痛；杜仲补益肝肾，除筋骨之风寒；透骨草、伸筋草可祛风湿；艾叶、川椒散寒除湿。以上诸药合用，共奏活血通络、止痛消肿、续骨强筋、祛风除湿之功效。中药熏蒸疗法使药物经过温热效应渗入腠理、肌肉、筋骨，可以发挥药力和热力的综合作用，更容易作用于颈椎局部及深层组织，减轻神经根、肌肉等软组织水肿，进而改善症状。

38 颈椎病有哪些中药疗法？

颈椎病内服中药的治疗原则：急性期以风、寒、湿、热、痰、瘀痹阻经络气血为基本病机，治疗应以祛邪通络为基本原则；缓解期以肝肾气血亏虚、经络失养为基本病机，治疗以补肝肾、益气血为主。

急性期

(1)寒湿阻络。项背拘急，头痛如裹或颈部冷痛重着，每遇雨天或感寒后加剧，喜温，得热不适可减，体倦乏力，或肢末欠温，食少腹胀。舌质淡，苔白腻，脉沉紧或沉迟。

分析：感受风寒湿邪，寒性凝滞，主收引，邪留经络，痹阻气血，故见脊柱关节肌肉疼痛，遇寒则更剧；寒主收引，筋脉拘急，则颈项紧痛而屈伸不利；舌质淡，苔白腻，脉紧或迟沉为寒湿之象。

治法：祛风散寒，温经通络。

方药：桂枝加葛根汤加减。方中有桂枝、甘草、生姜、葛根、芍药。芍药、甘草缓急止痛，葛根解肌祛邪，桂枝、生姜温经散寒。若寒邪偏盛，可加附子片或制川乌、制草乌；若湿邪偏胜，可加薏苡仁、厚朴、陈皮祛湿散邪。

(2)湿热内阻。颈项部痛处伴有热感，四肢软弱无力，每遇热天疼痛加重，遇冷或活动后不适可减，口渴烦热，小便短赤。舌质红，苔黄腻，脉濡数或弦数。

分析：感受风湿热邪，或风寒湿邪郁而化热，湿热壅滞经络，筋脉弛缓，气血郁滞不通，故颈项部疼痛，伴有热感。湿热蕴中，故口干烦热。舌质红，苔黄腻，脉濡数或弦数为湿热之象。

治法：清热利湿，舒经通络。

方药：四妙散合五藤逐痹汤(忍冬藤、鸡血藤、络石藤、海风藤、红藤)加减。方中有苍术、黄柏、牛膝、薏苡仁、忍冬藤、鸡血藤、络石藤、海风

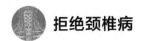

藤、红藤。黄柏苦寒清热；苍术苦温燥湿；忍冬藤、鸡血藤、络石藤、海风藤、红藤等藤类药，都有祛风湿、舒筋活络的作用，性味均平和，鸡血藤还有补血活血作用。诸药合用，则热清湿去，疼痛可止。若热象偏重，可酌加栀子、生石膏、知母、车前子以清利湿热。

（3）气滞血瘀。颈肩部疼痛，或有头晕，痛有定处，疼痛如刺，日轻夜重，痛处拒按，轻者俯仰不便，重者不能转侧，痛势急暴。舌质紫暗，或青，脉弦涩。

分析：瘀血阻滞经脉，以致气血不畅，故疼痛如刺，痛处拒按。血为阴，夜亦为阴，入夜阴盛，愈致瘀凝气滞，故疼痛日轻夜重。舌质紫暗，或青紫，或有瘀斑，脉弦涩，为瘀血停滞之象。

治法：活血化瘀，理气止痛。

方药：身痛逐瘀汤加减。方药由秦艽、川芎、桃仁、红花、甘草、羌活、没药、当归、五灵脂、香附、牛膝、地龙组成。方中以川芎、当归、桃仁、红花活血化瘀；配以五灵脂、没药、地龙增强祛瘀之力；牛膝通利筋脉，强壮筋骨，又能引药下行。若无周身痹痛，方中可去秦艽、羌活；若兼有风湿者，可加独活、威灵仙祛风湿；若久病肾虚，可加杜仲、川续断、桑寄生补肝肾。

缓解期

（1）气虚血瘀。头晕目眩，颈肩部麻木疼痛，或见肢体麻木乏力，动则加剧，遇劳则发，神疲懒言，乏力自汗，面色无华，唇甲淡白，心悸少寐。舌质淡嫩，苔薄白，脉细弱。

分析：气血不足，血滞经络，血虚不荣，筋脉失养则麻痹疼痛。气虚不运，则清阳不展，故见头晕；神疲懒言，乏力自汗为气虚之象。气血两虚不能上荣于面，故见面色无华。舌质淡嫩，苔薄白，脉细弱为气血亏虚之象。

治法：补养气血，健脾益气。

方药：归脾汤。方由黄芪、当归、党参、白术、茯神、龙眼肉、木香、远志、酸枣仁组成。黄芪益气生血，当归补血活血，党参、白术、茯神健脾安神，龙眼肉补血养心，酸枣仁、远志养血安神，木香调理气机。若气虚卫阳不固，重用黄芪，加防风、浮小麦敛汗之药；若血虚较甚者，加熟地黄、阿胶、紫河车粉等。

（2）肝肾亏虚。颈项部疼痛伴头晕目眩，耳鸣，肌肉萎缩，痛处喜按喜揉，遇劳更甚，常反复发作，四肢无力，心烦失眠，口燥咽干，手足心热。舌红少苔，脉细。

分析：患病日久或治疗不当，迁延日久不愈，肝肾亏损，气血俱虚，痰瘀互结，痹阻经络，头颅、肢体失于气血温煦濡养，故见肢体乏力，头晕目眩。舌红少苔，脉细为肝肾亏虚之象。

治法：滋补肝肾。

方药：独活寄生汤加减。方由独活、桑寄生、杜仲、牛膝、细辛、秦艽、茯苓、肉桂心、防风、川芎、人参、甘草、当归、白芍、干地黄组成。方中以独活为君，善于祛除在里之伏风；防风祛风胜湿以止痹痛；秦艽胜湿止痛，可搜除筋肉之风湿而舒筋；桑寄生、杜仲、牛膝祛风湿兼补肝肾；当归、川芎、干地黄、白芍养血又兼活血；肉桂心温暖下元，温通血脉；甘草调和诸药。诸药合用，具有祛风湿、止痹痛、益肝肾、补气血、通经络的功效。心烦失眠者加栀子、酸枣仁安神，口燥咽干者加玄参、麦冬滋阴，偏阳虚者加仙茅、狗脊补肾阳，偏阴虚者加熟地黄、枸杞子补肾阴。

第五章
颈椎病的日常保健

1 颈椎病有哪些日常预防措施？

颈椎病患者日常生活中应该注意以下几点：

（1）注意改善不良的睡眠习惯。正常人仰卧位枕高应在12 cm左右，侧卧位与肩等高，枕头的高低因人而异，约与个人拳头等高。颈椎病患者与正常人大致相同，椎体后缘增生明显者枕头可相应偏高些，黄韧带肥厚、钙化者应偏低些。枕芯内容要求细碎、柔软，常用谷皮、荞麦皮、绿豆壳、草屑等充填。枕头的形状以中间低、两端高的元宝形为佳。此种形态可利用中部凹陷部维持颈椎的生理曲度，对头颈部可起到相对制动与固定作用。

（2）固定姿势工作习惯的改善。对于低头工作或头颈部固定在一姿势下工作的人，首先要使案台与座椅高度相称，尽量避免过度低头屈颈，桌台可适当高些。半坡式的斜面办公桌较平面桌更为有利。在长时间工作中，做短暂的颈部前屈、后伸、左右旋转及回环运动，以改善颈肌疲劳，恢复最佳应力状态。另外，每日早晚坚持必要的锻炼可达到预防及治疗颈椎病的作用。对于专业化程度高的工作，适当改变工种，或定期轮换工作，对预防颈椎病均可起到良好的作用。从事低头工作的人易患颈椎病，但若长时间保持挺胸、抬头、收颌，使颈部肌肉紧张，颈椎曲度变直，也可以产生颈椎病，即所谓的"军人颈"。所以，在听报告或坐位状态，应注意放松颈部肌肉，保持颈椎自然状态。对于长期服役的军人，更应注意。

（3）注意感染的影响。咽喉部炎症及上呼吸道感染是常见的呼吸道疾病，这类炎症一旦经淋巴系统向颈部及关节囊扩散，往往成为颈椎病的原因或诱因。因此，防治各种上呼吸道炎症，预防感冒，保持口腔清洁，也是预防颈椎病的措施之一。

（4）颈部肌肉的强化训练。人到中年以后，各种器官和组织不可避免地会出现退化（退行性改变），韧带松弛，肌肉力量减弱。肌肉和韧带松弛后脊柱呈现不稳定状态，骨质增生或椎间盘突出容易激惹起神经的症状。轻则颈部疼痛、放射痛，较重一些出现上肢手的麻木刺痛症状。所以人到中年后，要注意自我保健，特别是颈部肌肉的锻炼，以增强脊柱的稳定性。

2 常用的颈椎保健操有哪些?

颈椎是全身运动系统的一部分，加强全身锻炼和颈椎保健同样重要。那么，哪些运动适合颈椎不好的人做，哪些不适合呢?

但凡运动过程中需要两只脚同时离开地面的称为高冲击锻炼，离地越高，冲击越大。比如跑跳、打羽毛球等，都属于高冲击锻炼，不适于颈椎或脊柱的锻炼，而运动过程中不需要双脚同时离地的称为低冲击锻炼，比如散步(走路时总是有一只脚不离地)、骑自行车(脚不离脚踏)、游泳和部分器械健身等。低冲击锻炼适合轻度的颈肩痛，如果颈椎症状严重到一定程度，这些运动也要限制。

以下 3 组动作对颈椎有较好的保健效果。

(1)颈部拉伸。就是平时说的转脖子，要求转的速度要很缓慢，转到极限位置停留 3~5s。具体为头按照以下顺序缓慢转到最大限度，回到起始位置后再转到下一个位置。顺序为：左斜上 45°→右斜上 45°→左斜下 45°(下巴碰到肩)→右斜下 45°(下巴碰到肩)→后仰到最大限度→低头到最大限度(下巴碰到胸骨)。这个动作随时可以进行，用于脖子固定一个姿势一段时间后肌肉疲劳的缓解。它可以放松颈部周围几乎所有的肌群。但是切记不可晃动太快，也不要划圈转动脖子。

(2)耸肩。这个动作非常简单，也是随处都可以进行，它可以放松和锻炼颈项和背部的肌群。对于年轻人，如果想加强锻炼效果，可以适当地双手负重，比如手提哑铃等。

(3)抗阻后伸。这是一个非常经典的加强锻炼颈项部肌群的动作。双手交叉放于脑后，颈部后仰的同时双手使劲阻止头向后移动，感觉手和脖子在

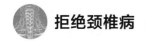

对抗。

综上，如果脖子疲劳，就做颈椎拉伸和耸肩，每次工作 30min，起身放松 5min，做 3~4 组，效果很好；如果是预防颈椎病或者是延缓颈椎病的发展，可坚持锻炼抗阻后伸，每天 4 组，每组 20 次，每次 10s。

3 颈椎病患者如何进行自我功能锻炼？

颈椎病患者除了接受针灸、推拿等外治法治疗，还需要进行功能锻炼，巩固疗效及预防复发。其中，可自行操作的功能锻炼有：

(1) 米字操。"米"字书写有 8 个方向，用到颈部运动中则可以锻炼颈部 8 个方向的肌肉。颈椎四周的肌肉韧带劳损后，四周力量平衡被破坏，造成颈椎节周围肌张力不平衡，而使小关节紊乱错位。米字功非常简单，就是头部分别向前、后、左右、左前、右前、左后、右后 8 个方向低头仰头。动作要点：①做每个动作的过程中颈部肌肉要绷紧。②每做完一个动作头部必须回到正中位置才能做下一个动作，每一个动作的幅度尽量要大。本功法可重复练习。

(2) 抗阻米字操。本功法是米字操的加强版，是在米字功的每个动作都加上对抗的力。例如向前低头时，用双手掌抵住下颌，用一定的力量向头后方用力推，即低头方向相反对抗用力；当向后仰头时，双手抱头枕部，向头前方用力，与仰头相对抗。其他以此类推。此功可以加强颈部肌肉力量，加强颈椎稳定性。

4 颈椎病患者可以进行哪些传统功法锻炼？

功法训练古称"导引术"，是推拿学中的重要组成部分，在此介绍一套适合颈椎病患者的导引功法——八段锦。八段锦是以调身为主的导引功法，练习中侧重肢体运动与呼吸相配合。该功法柔筋健骨、养气壮力、行气活血、调理脏腑，且其运动量恰到好处，既达到了健身效果，又感觉不到疲劳。现代研究认为，这套功法能改善神经调节功能，加强血液循环，对腹腔内脏有柔和的按摩作用，可激发各系统的功能，纠正机体异常反应，对许多疾病都有医疗康复作用。前人将其动作要领及基本作用编成歌诀，经过不断修改，至清光绪初期逐渐定型为七言诀："两手托天理三焦，左右开弓似射雕；调理脾胃须单举，五劳七伤往后瞧；摇头摆尾去心火，两手攀足固肾腰；攒拳怒目增气力，背后七颠百病消。"

其中，第一式"两手托天理三焦"主要是四肢和躯干的伸展运动，可以拉伸颈肩、腰背处的肌肉，其上举过程需要仰头配合，故可帮助颈椎正常生理曲度的恢复。第二式"左右开弓似射雕"及第四式"五劳七伤往后瞧"重点运动了颈椎、胸椎的旋转运动，可改善相应部位的血液循环及头部供血，改善颈椎病患者头晕、头痛等不适症状。第五式"摇头摆尾去心火"及第八式"背后七颠百病消"训练则加强了整个脊柱的活动，并通过振动使椎体之间的椎间盘和关节韧带得到良性力学刺激，加强脊柱功能，预防椎体退变。

八段锦简便易学，适合绝大多数颈椎病患者，可每日早晚各练习 1 次。

5　高枕真的可以无忧吗？

俗话说"高枕无忧"，其实不然。

从医学角度讲，长期使用过高的枕头，容易诱发颈椎病。这是为什么呢？从侧面来看，正常人的颈椎并不是直的，而是存在向前凸出的生理曲度。枕头过高使颈椎过度前屈，颈椎后方的肌肉和韧带长期在此状态下易发生劳损，前方的椎间盘压力较大造成椎间盘老化退变，长此以往，增生退变的结构会对脊髓、神经、血管产生压迫，出现颈肩痛、上肢麻木、头晕或走路不稳等颈椎病症状。枕头的长度一般以平卧时超过自己的肩宽 10～16cm 为宜，高度通常以头颈部压下后与自己的拳头高度相等或略低为标准。对于习惯侧卧的人，枕头高度应以压缩后与自己的一侧肩膀高度一致为宜。因此，"高枕并非无忧"。需要强调的是，很多人虽然注意了睡觉不枕高枕头，却经常睡觉前在背后垫 2 个枕头或者被子，低头看手机、平板电脑；还有人枕在沙发靠垫上，

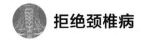**拒绝颈椎病**

窝在沙发里看电视，一看就是好久，甚至就睡着了。这实际上也相当于是枕高枕头睡觉。

无论是颈椎病患者还是健康人，都应该选用合适枕头，保持颈椎的生理性前凸，预防颈椎病的发生。